没有垃圾食品
只有垃圾吃法

马福亭　编著

华龄出版社

责任编辑：潘笑竹　秦　岭
装帧设计：国风设计
责任印制：李未圻

图书在版编目（CIP）数据

没有垃圾食品，只有垃圾吃法/马福亭编著．—北
京：华龄出版社，2013.1
　ISBN　978－7－5169－0253－0

　Ⅰ．①没…　Ⅱ．①马…　Ⅲ．①饮食卫生　Ⅳ．
①R155.1

中国版本图书馆 CIP 数据核字（2012）第 290859 号

书　　名：没有垃圾食品，只有垃圾吃法
作　　者：马福亭　编著
出版发行：华龄出版社
印　　刷：三河科达彩色印装有限公司
版　　次：2013 年 7 月第 1 版　　2013 年 7 月第 1 次印刷
开　　本：720×1020　1/16　　印　张：11
字　　数：163 千字
定　　价：24.00 元

地　　址：北京西城区鼓楼西大街 41 号　　邮编：100009
电　　话：84044445（发行部）　　传真：84039173

前　言

历史的车轮滚滚向前，我们的生活、起居、饮食、服饰、思想等一切也都在发生着变化，而在这些变化之中，饮食是最能引起人们关注的。因为饮食的好坏，直接标志着生活质量的高低。曾几何时，人们非常热衷于烧烤食品、油炸食品。随着洋快餐"进军"我国，肯德基、麦当劳几乎成了人们特别是孩子们最经常光顾的餐厅。但是最近几年，由于健康意识逐渐加强，人们认识到了这些高热量油炸食品所带来的危害，于是开始远离它们，并将它们称之为"垃圾食品"。

但是，我们可以想象一下，一个鸡翅，本来营养价值很高，但经过油炸之后，就被人称作"垃圾"了；而如果换成用清水煮或炖的烹调方法，就会被称作"健康低卡食品"。一个鸡翅因不同的做法而得到的评价和定位就会截然不同，而那些被称作为"垃圾食品"的食材是不是很冤？

这些食物难道本身就是垃圾食品吗？如果是，人们今后还能吃什么食物？如果不是，这些食物为什么经过烹调或者加工后，就变成了垃圾食品？本书就是要通过对食品的烹饪方式、加工方式、食用方式、健康食用方式、健康烹调方式等多个方面，介绍健康食材变成垃圾食品的过程，并向读者介绍真正正确健康的烹调方法和吃法，帮助人们把好饮食关，从而使人体更健康。

在饮食的天地中，没有垃圾食品，只有垃圾吃法和垃圾烹调法。我们在日常饮食中不能总追求食物的口感和滋味，而应该注重怎样吃才能更健康。饮食是人每天都不能缺少的，而饮食是否安全，却决定着人体健康与否。人生匆匆不过数十载，享受健康生活才是正道。

目　录

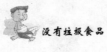

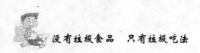

第一章 什么是"垃圾食品"

"垃圾食品"的定义

说到"垃圾食品",大部分人都会想到洋快餐,比如汉堡包、炸鸡翅、炸薯条,等等,但是垃圾食品并非只是这类食品,凡是只能提供给人体热量,不能提供给人体其他营养物质的食物;或者给人体提供的营养物质已经超过人体的需求,不能被人体充分吸收而有所剩余的食品都可以被称作"垃圾食品"。比如腌菜中盐分非常多,人在食用后,不能被人体吸收的盐分就会存积在体内,成为体内的垃圾。

具体来说,垃圾食品的定义可从以下三个方面来论述:

一、营养质量不高

营养质量不高的意思就是,我们欣然地将食物吃进了胃中,但是最终吃进去的食物没有对人体起到其应有的营养作用,比如想要铁却没铁,想要钙却没钙,矿物质元素几乎没有。这样的食物食用多了,就会占满我们的胃,使我们不能进食其他营养食品,这样体内的营养就长期得不到供给,久而久之,健康就会出现问题。

二、容易让人发胖

这类食品虽然没有太多的营养物质,但是其中的某些成分却能够让人在不知不觉中发胖。比如,某些食物含有大量的脂肪、糖分,而且越吃越好吃,总是感觉不到饱。经常吃这种食物,身体就会一天天胖起来。

三、诱发多种慢性疾病

长期食用油脂包裹的食品,尤其是煎炸食品和香酥食品,人体的血脂就可能上升,身体还会发胖。而当人肥胖的时候,各种慢性病都会窥视着你,时机一旦成熟,这些疾病就会伤害你的身体。经常食用含糖量较高的

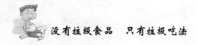

食品或者精制淀粉，人体就很容易提前衰老，而且还会增加糖尿病的患病风险。

在西方国家有一个词汇和我国的"垃圾食品"一词的含义相似，它就是"空能量食品"。也就是说，这类食品会让人的体内聚积大量的脂肪，从而出现虚胖的状况，而且它提供给人体的蛋白质、维生素、矿物质和微量元素等营养成分少之又少，几乎可以忽略不计。另外，长期食用这类食品，除了会使身体虚胖外，抵抗力还会下降，非常容易引发疾病，因为体内没有足够的营养物质来满足人体的各个系统正常工作的需求。

"垃圾食品"种类多多

根据食物的做法不同，垃圾食品可以分为很多种，这些垃圾食品中没有多少营养物质，对人体起不到营养作用，不仅如此，经常食用这些食物还会对人体造成一定的伤害。

那么，这些食品都有哪些，又会对我们的身体造成什么伤害呢？

一、油炸类食品

油炸食品可以给人体提供大量的能量，对于一般不需要太大活动量的人来说，这些能量不会被消耗掉，长期食用会导致肥胖；其中包含大量的氧化物质和油脂还会增加心血管疾病的患病风险；另外，在煎炸食物的时候，食物会产生很多致癌物质。研究证明，长期食用油炸食品的人士，患上癌症的可能性要大于很少食用油炸食品的人。

二、罐头类食品

罐头的种类很多，有水果罐头、蔬菜罐头、肉类罐头等，但无论是哪一种，其中的营养成分被破坏得都非常严重，尤其是维生素，几乎被破坏殆尽。此外，在罐头食品中的蛋白质已经发生了变化，不能被人体很好地消化吸收，营养价值比一般食物要低很多。而且在水果罐头中添加了大量的糖分，在进入人体后，会使血糖大幅度增高，加重胰腺的负担，导致肥胖甚至糖尿病的发生。

三、腌制食品

无论是自家腌制还是工厂腌制的，在进行腌制的过程中都要添加不少的食盐，这样食物中就含有大量的盐分，人在食用后，肾脏的工作就会超负荷，从而容易引发高血压。而且，食物在容器中腌制的时候，会产生大量的亚硝酸胺，这种物质具有致癌性，长期食用，会增加鼻咽癌的患病几率。

另外，大量的盐分会刺激胃肠道黏膜，导致胃肠疾病。

四、加工的肉类食品

在这类食品中含有亚硝酸盐，所以经常食用可能会引发癌症。而其中的防腐剂、色素等添加剂，会使肝脏超负荷工作。此外，这类食品中还含有大量的盐分，经常食用对肾脏和血管都有一定的不良影响。

五、肥肉和动物内脏类食物

这类食物属于动物性食品，其中含有一定量的优质蛋白质、维生素等营养成分，但是其中的饱和脂肪酸、胆固醇含量很高，而这两种物质是引发心脏病的两个最重要的饮食因素。经常食用这类食物，会增加心血管疾病和多种癌症的患病几率。

六、奶油制品

奶油制品可以为人体提供大量的能量，但是其中所含有的营养成分却不全面，主要成分是糖、脂肪。高脂肪、高糖分的食物会在胃中残留，甚至还会使胃中的物质流入食管。如果空腹食用这类食品，还有可能会出现呕吐、烧心等症状。

此外，长期食用这类食品，会导致肥胖，影响血糖和血脂。若是在饭前吃一块蛋糕，还会出现食欲不振的状况。

七、方便面

方便面是面条经过蒸煮、油炸，并添加防腐剂、人造脂肪、香精等制成的，属于高脂肪、高盐食品，而且其中的维生素、矿物质等营养成分的含量还非常低。经常泡食方便面，大量的盐分会伤害到肾脏和血管，导致血压升高；其中的人造脂肪会影响心脏、血管功能，而其中大量的添加剂对人体更是百害而无一利。

八、烧烤类食品

烧烤类食品是由肉类经过烧烤而制成的，在烧制的过程中会产生苯并芘——一种致癌性非常强的物质，而这一点，已经足以让人们对它产生畏

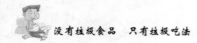

惧感。

九、冷冻甜点

冷冻甜点的种类非常多，包括冰棍、雪糕等，这类食品中含有大量的糖分，食用后会影响人的食欲；其中还含有大量的奶油，长期食用会造成肥胖。

十、蜜饯类食品

这类食物在制作的过程中会产生大量的亚硝酸盐，进入人体后会与胺形成亚硝酸胺，这种物质具有致癌性；其中含有的香精、防腐剂等添加剂，进入人体后会伤害肝脏等器官；蜜饯类食品中还含有大量的盐分，会对人体的肾脏和血管造成伤害。

伪装成健康食品的"垃圾食品"

食物对人来说非常重要，没有高质量的食物，人就不能健康地生活。但是在我们的周围，却经常出现"垃圾食品"。如今，随着人们健康意识的提高，有很多"垃圾食品"都已经深深地印在人们心中，比如炸鸡腿、炸薯片等；然而，还有一些食品，它们打着"健康"的旗号，向人们推销自己，而实际上也是对人体有害的"垃圾食品"。

那么，这些伪健康食品都有哪些呢？让我们来揭开它们的面纱：

一、绿茶饮料

众所周知，绿茶对人体非常有益，其中含有茶多酚、抗氧化剂等成分，对人体心脏、血管、牙齿、眼睛等都有好处，还可以延缓皮肤衰老、防辐射、预防癌症。但市场上的大多数绿茶饮料都是由茶粉制作的，不只是含有茶粉，还包含多种食品添加剂，比如防腐剂、糖精等，这样的绿茶的口感会更好，但是这样的饮料并不能称之为"健康饮品"，添加剂食用过多也会对身体造成伤害。所以，我们千万不要被广告所蒙骗，想喝绿茶，就自己泡，虽然口味微苦，但是健康安全。

二、过度加工的酸奶

牛奶在经过发酵后就会变成酸奶，其中含有大量的维生素、钙质和蛋白质。牛奶中含有乳糖，有些人在食用后会出现腹泻等症状，而将牛奶制成酸奶的过程中，乳糖已经被分解了，对这类人而言，酸奶是非常好的奶制品。但是在市场上又出现了各种添加了水果粒、谷物粒的酸奶，看似酸奶中的营养物质更加全面了，其实这样的酸奶非常不健康。因为添加到酸奶中的水果是经过处理的，为了保持新鲜度，水果中会加入防腐剂；为了增加口味，水果中会添加糖精、香精等。而果味酸奶更是不能饮用，因为其中添加的并不是真正的果汁，而是用香精调配出来的，否则水果香味也不会那么浓烈。

如果想吃水果酸奶，不妨购买一袋普通的酸奶，自己添加水果，或者购买一台酸奶机，自己制作酸奶，这样不仅健康，还增加了生活乐趣。

三、比萨

意大利人对饮食是非常重视的，在意大利你就会发现这一点。意大利人甚至对比萨的制作都有严格的法律规定，要求制作比萨饼的原料必须是全麦面粉、橄榄油、白干酪等，这样的比萨非常健康。但是在很多国家，包括我国，并没有关于比萨的法律规定，很多快餐店中的比萨饼在制作的过程中都加入了一定量的防腐剂，有些还使用了罐头水果、人造脂肪，并且添加了大量的盐分。这样制作出来的比萨饼就会盐多热量大，营养成分却非常少。看起来蔬菜、水果、肉类一应俱全，实际上除了盐分就是热量，还存在有害物质。

事实上，快餐只是为了丰富我们的日常生活。在平淡的饮食中，偶尔吃一次可以提高食欲，经常食用就会对身体造成伤害。所以我们应该远离这类食物，最健康、营养的食物在外面是找寻不到的，营养的选择往往在家中的餐桌上。

四、谷物即食早餐

谷物类食品对人体非常有益，包括小麦、燕麦、大米等，如果能在早上食用这些谷物就再好不过了。目前在市场上出现了很多即食早餐，用开水冲一下或者倒在碗中就可以食用，非常方便，这些早餐有麦片、果仁、糙米纤维粉等。不管从名字上来看，还是从主要原料上来看，谷物即食早餐都是人们非常好的选择，特别是对于工作繁忙的上班族来说，省时省力。但是，大部分的谷物即食早餐中并没有足量的谷物，取而代之的是淀粉、糖、食盐、色素等物质；为了增加食品的保质期，其中还含有大量的

防腐剂，这样一来，谷物即食早餐就是失去了营养的功效。

如果想吃到营养的谷物早餐，可以从超市中买些货真价实的五谷，在家中自己烹饪，不要贪图方便。

五、果冻

果冻的味道非常好，但是没有任何营养物质；不仅如此，其中的主要成分是海藻胶、卡拉胶等，这些胶类物质是从植物中提取出来的，进入人体后不会被分解吸收，暂时对人体不会造成伤害，但是一旦它在人体内残留，就会结合体内的钙等矿物质元素，随后一同排出体外，久而久之就会造成人体营养缺乏。

六、果珍

果珍的口味与果冻相似，但是看起来营养更加丰富，因为其中含有"果粒"。可事实上，很多口味的果珍都是由香精调配出来的，其中的颗粒状物质也不是真实的果粒。那些"果粒"中所含有的维生素C更是少之又少。

七、爆米花

爆米花的原料就是玉米，按照传统工艺的做法来制作，爆米花是很健康的食品。但是为了增加爆米花的口味，有些人在制作的时候加入了氢化植物油，这种油脂中存在对人体有害的反式脂肪酸。而且，除了添加氢化植物油外，还可能会添加一些香精、色素、糖精等添加剂，否则爆米花就不会呈现出红色、绿色，也不会甜得出奇。总之，经常食用，对人体绝对没有任何益处。

八、糖果

逢年过节，每个家庭都会购买大量的糖果来招待客人，而它的甜味也让人们的心里甜蜜蜜的。但是，市场上出售的大部分糖果都没有营养，它的主要原料就是糖，在生产过程中还会添加一些香精、色素等添加剂。而被人们公认为很有营养的奶糖，大部分也没有奶的加入，全是奶精的功劳。即使是真正含奶的糖果，由于糖分过多，对人体也没有什么益处。

九、火腿肠

抛开那些用劣质肉、鸡皮、内脏等代替优质肉做火腿肠的黑心作坊不说，即便是正规厂家制作的火腿肠，里面也会添加色素、香料。虽然其中含有肉,但是并没有足量的蛋白质、维生素等营养物质。

有些食品其实并不太"垃圾"

　　放眼看看我们的周围,有多少食物是真正的垃圾食品?事实上,除了有些加工零食外,很多食物本身并不是垃圾食品,只是经过我们不健康地加工,比如油炸、腌制等,才变成了垃圾食品;也有些是由于我们的吃法不正确变成了垃圾食品,比如空腹食用、过量食用等。

　　所以单纯禁食"垃圾食品"是非常盲目的,现在让我们来看看那些并不是特别垃圾的食物。

　　一、速冻食品也有营养

　　当今社会,人们的生活节奏越来越快,甚至没有时间做饭,而速冻饺子在这种情况下就成了上班族的救命草。但是有不少人担心速冻食品没有营养。营养专家认为,很多生产速冻饺子的正规企业在生产饺子的过程中是非常卫生的,而且肉馅也是经过科学搭配的,比如肥肉放多少,瘦肉放多少,甚至还会对馅中的蔬菜进行称重,以达到最好的口感。所以,速冻饺子不仅美味可口,营养也是全面的,只要选择得当,对身体是没有危害的。

　　二、有些冤枉的方便面

　　方便面是为了人们的方便而生产的面食,有时候我们或时间紧迫,或条件艰苦,没有其他的选择才会泡食方便面。但实际上,在包装袋上并没有标明"不能与其他食物搭配食用",如果因为你的"不会吃",而认为方便面坚决不能吃,那么,就太冤枉方便面了。食用方便面的正确方法应该是先选购非油炸的产品,然后在煮制的时候放入充足的蔬菜等配料,这样一来,不仅将方便面中的有害物质消灭了一些,还避免了人体营养失衡。但是不要经常食用方便面,毕竟其中含有很多的添加剂。

　　三、火锅不是不能吃

　　很多人都喜欢吃火锅,可是吃得越多,就越担心它会变成体内的垃圾。其实只要你的吃法正确,营养物质就不会变成垃圾。如果你一个人吃了很多盘肉片,那么,热量就会过高,不仅会导致肥胖,还会引发诸多

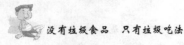

"富贵病"。正确吃火锅的方法应该是适量吃肉，多吃蔬菜，并选择清淡的调味料，火锅底料也尽量选择清锅。这样吃火锅，才能使身体摄取全面、丰富的营养物质。

四、铁板烧烤才健康

烤肉的风味非常独特，但它却被公认为垃圾食品，因为在烤肉中存在着大量的有害物质，包括致癌物，但是这些有害物质有的是来自没有完全燃烧的煤炭，所以我们可以选择铁板烧烤，在烤之前最好在上面涂抹一些番茄酱，这样能够将有害物质降到最小。

五、不必过多畏惧红肉

对于很多想要瘦身的女士来说，红肉避之犹恐不及，其实，红肉也不是完全不能吃的，因为红肉中含有大量的铁质和蛋白质，在人体内部容易被消化。从另一个角度来看，食用红肉不容易产生饥饿感，这样可以避免在餐后食用其他食物。

六、冰激凌可以适量吃

在冰激凌中含有奶油，食用太多就会导致肥胖，但是每天吃一点点不仅不会对身体造成影响，还对身体有益，因为奶油中含有维生素 D，能够抗击癌症。当然，一定要控制好食用量。

七、汉堡搭配纤维食品更健康

一个汉堡包括一层奶酪、一层肉饼、一两片蔬菜，还有两片面包，仅仅只看奶酪和肉饼，汉堡的热量就已经超标了，如果只是单纯地吃汉堡，那么，身体肯定会摄入过多的热量。但是如果在吃汉堡之前摄取一些纤维质，那么，就可以避免这种状况的出现。比如吃汉堡之前吃一根玉米。营养专家表明，纤维质在进入人体后需要一定的消化时间，这样人体就不会很快产生饥饿感，从而避免摄取过多的热量。

第二章 食物的"垃圾"烹法

炸——菜肴营养素流失了

油炸食品在我们的日常饮食中是备受"宠爱"的。不管是家庭餐桌还是餐馆美食，油炸食品都十分常见，但是我们对于油炸食品的危害却了解不多。其实食材本身可能是营养丰富的，具有很高的食用价值，但是经过油炸之后对身体的危害就会非常大，经常食用的话就很有可能引发各种疾病。那么油炸后的食品究竟会对人体造成哪些伤害呢？

一、导致心脑血管疾病

研究显示，世界上有 30％以上的心脏病都和平时食用的油炸食品有着密切的关系，因为油炸食品中的反式脂肪酸含量很高，而反式脂肪酸摄入的量过高，就会诱发心脏病猝死。因为在油炸食品中的反式脂肪酸会阻塞你的血管，导致血栓的形成，还会让你的血管弹性减弱，使血管壁变得很脆，当血栓达到一定量时就很可能出现血管破裂的情况，进而导致心脑血管出血、中风等意外的出现。这项研究提醒我们，虽然大部分人都非常喜欢食用油炸食品，但是它却给我们带来了健康危害。

二、引发癌症

油炸食品还有一定的致癌性。现如今，癌症已经成为人类最大的杀手，很多人都谈"癌"色变，导致癌症出现的原因多种多样，其中有一条恐怕有些出人意料：我们日常生活中最喜爱吃的油炸食品竟然也是癌症的诱因。可能你不相信，吃点薯条难道就会患上癌症吗？当然不会这么快，但如果长期食用油炸食品，致癌物质就会在体内蓄积，达到一定量之后就可能诱发癌症。有研究发现，长期食用油炸食品的人患上癌症的概率要比不吃油炸食品的人高很多。

那么油炸食品为什么会有致癌性呢？油脂在经过反复高温加热后，不

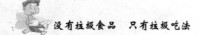

饱和脂肪酸就会产生毒性较强的聚合物，因而具有致癌性。此外，有不少油炸食品为了保持新鲜度会添加一些亚硝酸盐，而这种物质被公认为致癌物，如果经常大量进食这类食品就会有致癌的可能。

三、增加肠胃负担

我们每天都会通过食物摄取营养物质，而油脂类是最难被消化的，比如炸鸡腿、炸鱼块等油炸食物。虽然这类食品能够让人很快获得饱腹感和味觉上的满足感，但是其中所含的大量油脂和热量会严重威胁到人体健康；而且这类食物不易于消化，长期食用就会给我们的肠胃造成沉重的负担，而且油炸食品都是有一定硬度的，很有可能会损伤到我们的肠胃，若是在其中加入了过量的盐还会直接刺激肠胃黏膜，进而导致溃疡。如果你每次吃油炸食物后都会出现胃肠不适，那么就表示你的肠胃功能已经受到损害了，要少吃甚至不再吃油炸食品，并要尽早地进行治疗。

可见，经常食用这类食品对人体的伤害是比较大的，所以在日常饮食中，我们应该尽量减少使用这种烹饪方法，将食品生吃或蒸、煮着吃。

不管是高蛋白、高脂肪的食物，还是高碳水化合物的食物，油炸都会导致其营养成分的降低，而且油炸食物并不是损失掉营养成分这么简单，它还会产生很多对身体有毒、有害的物质，长期地摄入怎么可能不生病呢？

就因为这样，我们才将经过油炸的食物称作"垃圾食品"，但实际上，如果我们不用"炸"这种"垃圾"烹调法，食材也就不会变成对人体有害的"垃圾"。

烤——害处数不过来

一、浪费蛋白质

人们通常在烧烤的时候多食用肉类，但烧烤却减少了肉类中蛋白质的利用率。这是因为在烧烤过程中，会发生"梅拉德反应"：羰基化合物（还原糖类）和氨基化合物（氨基酸和蛋白质）间经过复杂的历程最终生成棕色甚至是黑色的大分子物质类黑精或称拟黑素，随着香味的散发，维生素遭到破坏，蛋白质发生变性，氨基酸也同样遭到破坏，这便严重影响了三者的摄入。

二、致癌

肉类中的核酸在梅拉德反应中，与大多数氨基酸在加热分解时产生基因突变物质，这些物质可能会导致癌症的发生。由于肉直接在高温下进行烧烤，被分解的脂肪滴在炭火上，食物脂肪焦化产生的热聚合反应与肉里的蛋白质结合，就会产生一种叫苯并芘的高度致癌物质，附着于食物表面。专家解释说，苯并芘是一类具有明显致癌作用的，由一个苯环和一个芘分子结合而成的多环芳烃类有机化合物。目前已经检查出的400多种主要致癌物中，一半以上属于多环芳烃一类的化合物。其中，苯并芘是一种强致癌物。香烟烟雾和经过多次使用的高温植物油、煮焦的食物、油炸过火的食品都会产生苯并芘。人们如果爱吃被苯并芘污染的烧烤食品，致癌物质会在体内蓄积，有诱发胃癌、肠癌的危险。

有人测出，烤肉用的铁签上黏附的焦屑中的苯并芘含量高达每公斤125微克。在人流高峰期，不仅危害食用者，而且危害过路人群。同时，烧烤食物中还存在另一种致癌物质——亚硝胺。肉串烤制前的腌制环节容易产生亚硝胺。烧烤食物之所以不能多吃，主要是因为其脂肪含量过高，极不卫生，而且还不易消化。另外，因为摊主在烧烤时往烤物上添加了香料等物质，因此，人体摄入的脂肪将会在体内产生变性，从而导致癌症的发生。另外，在烧烤的环境中，也会有一些致癌物质通过皮肤、呼吸道、消化道等途径进入人体而诱发癌症。

三、与吸烟危害等同

世界卫生组织经过研究，评选并公布了十大垃圾食品，称吃烧烤的毒性等同吸烟。美国一家研究中心的报告更是提出，吃一个烤鸡腿等同于吸60支烟的毒性。而吃烧烤的女性，患乳腺癌的危险性要比不爱吃烧烤食品的女性高出两倍，并增加了患卵巢癌的危险性。

四、易感染寄生虫

烧烤食物的特点是，往往外面已经焦了，可里面的肉还没有熟透，甚至还是生肉。若加之这生肉还是不合格的肉，如"米猪肉"，食者就可能会感染上寄生虫，埋下了罹患脑囊虫病的隐患。

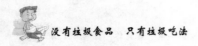

五、影响青少年视力

据美国一项权威研究结果显示，食用过多的烧煮熏烤太过的肉食将受到寄生虫等疾病的威胁，严重影响青少年的视力，增加患近视的可能性。

六、影响体质平衡

经过烧烤，食物的性质偏向燥热，加之使用了多种辛辣刺激的调味品，会大大刺激胃肠道蠕动及消化液的分泌，可能损伤消化道黏膜，还会影响体质的平衡，令人"上火"。

高温炒菜——"烧"出致癌物

很多人在炒菜的时候，都会等油冒烟后才开始放葱、姜等调料，因为冒烟对他们来说是一种信号，说明油温已经足够高了。其实，这样的烹饪方式是非常不正确的。高温烹饪对人体的健康十分不利。

有些人为了追求菜的口感，会等油温烧得很高时才将菜放入锅中。这样炒出来的菜固然脆嫩可口，但是，经过高温烹饪出来的食物不仅会营养成分大大损失，还会使人体健康受到威胁。食用油可以达到的最高温度为320℃，可是当油温达到 200℃ 的时候，脂溶性维生素、水溶性维生素，以及多种脂肪酸都被破坏殆尽了，可以说这时的食油已经没有什么营养了。此外，食油在很热的环境中，会出现很多过氧化脂质，这种物质一旦进入人体，就会存在胃肠中破坏其他食物中的维生素，妨碍人体吸收蛋白质和氨基酸。如果人体经常摄入这种物质，它就会在体内逐渐积累起来，对人体的代谢酶系统造成不良影响，让人提前出现衰老的迹象。

此外，我们在日常生活中所使用的烹饪油除了动物油就是植物油，它们的组成成分都是脂肪酸和甘油。动物油在 45℃ 左右的时候会熔化，而植物油在不足 37℃ 的时候就会熔化。当油温升至一定程度后，食油中的甘油就会释放出丙烯醛，油温过高时所冒出的烟就有这种物质。它从甘油中释放出来后，会刺激人体的呼吸道、消化道等，导致咳嗽、头晕、流泪等症状。如果这种物质进入人体中，就会对细胞造成影响，引发心脑血管或消化道疾病，甚至癌症。这样看来，高温烹调对人体的健康损害真的很大。

所以，我们在烹饪的时候应该注意，不要等油温过高时才放入食物。但另一方面，油温过低不仅会影响食物的口感，还会影响食物的营养。通常情况下，我们在炒菜的时候，把油温烧至七成热，就可以放菜了。

　　那么，在烹饪的过程中，我们应该怎样控制油温的高低呢？方法有三：

一、先热锅

　　在炒菜前，先把油锅烧热，然后再倒入适量的食油，当油的表面出现纹理后，就可以放菜了。

二、在食油中放葱花

　　往锅中倒入一些食用油，然后在其中放入一些葱花，当葱花开始变黄时，就可以放菜了。如果葱花出现了焦糊的现象，就说明油温已经太高了。

三、观察油面

　　在锅中倒入一些食用油，等到食用油的表面翻滚起来，就可以放菜了。这个时候的油温在150℃左右，是比较合适的。

剩菜回锅——美食变毒物

　　剩菜可能是每个家庭在日常生活中都不可避免的。通常来说，大部分家庭都会对这些剩菜重复多次地进行加热，直到菜被吃光。对剩菜重复加热，是为了延长饭菜的保质期，但是研究证明，这样的做法并不能阻止饭菜变质，这是因为有些毒素在高温的环境中也不能被消灭。

　　一般来说，在高温环境中的食物，很多细菌、病毒、虫卵都被杀死了。可是对于食物细菌释放的化学性毒素来说，这些毒素在高温的环境中是消失不了的。不仅如此，加热还会疯狂增多。这种食物一旦进入人体的胃脏，在几个小时后，人体就会感觉不适，出现恶心、呕吐、上腹疼痛等症状，但是体温不会升高。有不少患者的症状在两天内就会得到改善，但是也有的人病情出现了恶化，造成虚脱或者休克。

　　在所有的蔬菜中都含有一定的硝酸盐，只是含量不同。事实上，硝酸盐这种物质是没有毒性的，但是蔬菜从菜园中运出后在存放、烹饪的过程中会一直受到各种细菌的侵袭，比如大肠杆菌，细菌会将无毒的硝酸盐还原成有毒的亚硝酸盐。剩菜经过长时间的盐渍更会产生大量的亚硝酸盐，

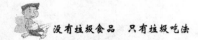

在不加热的情况下，这种物质的毒性不是很强烈，但是一旦加热，亚硝酸盐的毒性就会加强，人在食用后，就可能导致中毒。

此外，剩菜在存放的时候，不论是放在柜橱中，还是冰箱中，都会受到附近环境的影响，滋生细菌，尤其是鱼和海鲜类的剩菜，在常温下每8分钟就能繁殖2倍，五六个小时就能繁殖上亿，因此如果剩菜加热不彻底，也会容易引发一些疾病，比如葡萄球菌性食物中毒，这种疾病一般都发生在夏季。

所以，我们在做饭菜的时候尽量掌握好分量，不要让饭菜有所剩余。如果饭菜有剩余，那么，应该仔细保存并妥善处理。可是，我们应该怎样处理这些剩菜剩饭呢？

当饭菜出现剩余后，应该马上将还有余温的饭菜放入冰箱中，通常冰箱内的温度会在4℃，这种温度显然是无法消灭细菌的，但是能够有效地阻止细菌进一步扩大规模。这是为什么呢？因为细菌在35℃左右的环境中是最"舒适"的，繁殖能力非常强，温度稍高一些或者是稍低一些，都会影响细菌的繁殖能力。当温度低于10℃时，大部分细菌就会放慢滋生的速度。所以在冰箱内细菌的增长速度会得到很好的控制。此外，饭菜在热气还没散的情况下放进冰箱，还不会损失太多的营养。但是在放进冰箱前，需要在上面罩上一层保鲜膜，这样不仅可以避免食物之间互相感染，还可以保留食物的水分，让人们在食用剩菜的时候能够品尝到食物的原味。

另外，要尽量保证剩饭不隔餐，更不能过夜，早上的剩饭中午要吃完，中午的剩饭最好在晚上吃完。不要让食物在冰箱中存放6小时以上。

做鱼用"水煮"——不利健康

鱼是非常有营养的食材。然而，有一种做法虽然以其独特的味道吸引了大批拥趸，但却是非常不健康的一种烹饪方式，那就是——"水煮鱼"。下面就从食品营养的角度来分析水煮鱼为什么不健康。

首先，水煮鱼中含盐量极高。正常人体每天对盐的摄取量应为3~5克，但水煮鱼中盐的用量远远超出正常标准。摄入这么多的盐，就容易造成身体水分增加。而过多的水分如不能及时排出体外，会导致手脚发胀、体重增加。这也解释了为什么有些女性在经期食用水煮鱼会加重水肿的情况，而且容易产生疲倦感。此外，吃太多水煮鱼而造成的过量食盐摄入还容易让人产生紧张情绪、血压升高，并影响血管的弹性。

其次，我们可以看到，无论哪里的水煮鱼都用了大量的油。先不要说这些油的质量很难保障，就算是正规的食用油，一次摄入这么多也是会有问题的。要知道，油中含有大量的热量和脂肪，食用过量，人体便无法消耗掉，于是人体的脂肪含量就会随之增加。实际上，每人每天摄入30～50克食用油脂（包括食物中的油脂含量）即可满足肌体的需求，不宜摄入过多。而这一标准，远远低于吃一次水煮鱼所摄入的油的量，更不要提经常吃了。此外，一锅水煮鱼在制作和食用过程中往往被反复加热，这个过程中会生成大量的有害物质。

第三，水煮鱼中往往有太多的辣椒。辣椒，是水煮鱼的灵魂，是人们喜爱这道菜的主要原因。但吃水煮鱼的快感往往伴随的是过量辣椒摄入人体带来的危害。首先，过多的辣椒素会剧烈刺激胃肠黏膜，使其高度充血、蠕动加快，引起胃疼、腹痛、腹泻并使肛门烧灼刺疼，诱发胃肠疾病，促使痔疮出血。其次，辣椒对消化道有强烈的刺激，严重的会使消化道出血，或者诱发溃疡，还会造成大便干燥。因此，凡患食管炎、胃肠炎、胃溃疡以及痔疮等病者，均应少吃或忌食辣椒。此外，由于辣椒的性味是大辛大热，所以有火眼、牙疼、喉痛、咯血、疮疖等火热病症，或阴虚火旺的高血压病、肺结核病的患者，也应慎食。

第四，水煮鱼味道过重。这是很多人喜欢这道菜的原因，但也因此带来很多健康上的隐患。首先，水煮鱼有浓重的麻辣口味，因而大大刺激了人的味觉神经，唾液、胃液分泌增多，胃肠蠕动加速，使人兴奋。这同时造成两种结果，一是吃水煮鱼的人往往会一起吃掉大量的米饭，这便会造成过多热量的摄入，久而久之，很容易变胖；二是水煮鱼过重的口味会使人的味觉疲劳，进而产生依赖感，越吃越上瘾。这就是为什么有些人会隔三差五地吃一顿水煮鱼的缘故。

通过以上分析，我们可以看出"水煮鱼"这道流行菜肴有很多不健康的地方。实际上，我们还能看出，这些不健康不是"水煮鱼"中的"鱼"

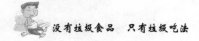

造成的，而是"水煮"造成的。"水煮"法，由于使用了过多的油、盐，并经过高温，是一种非常不健康的烹饪方式。偶尔尝鲜尚可，但要注意以下几点：

第一，别过量食用水煮鱼，特别是那种隔三差五便要来一盆的"上瘾"者更要注意适可而止。

第二，水煮鱼是高蛋白、高热量的食物，虽然天气渐冷的季节吃一些高能量的食物有好处，但要注意搭配蔬菜、水果，免得造成维生素缺乏。

第三，因吃水煮鱼而造成第二天排便不畅，那是因为太辣的缘故，这时最好多喝茶，如果有萝卜可以吃一些来通气。

第四，吃完水煮鱼后的直接后果就是嗓子疼、上火，因为这些食物主湿，易生痰、生热。应该配合菊花茶化解一下，同时在冬季如果常吃水煮鱼，每天至少喝1000毫升的水来缓解一下火气。

熬得太久——汤也没营养

在人生病的时候，通常会用汤来滋补身体。煲汤，是公认的非常养生的一种烹饪方式。但是大部分人都认为，煲汤的时间越长，汤的营养价值也就越高，所以，在煲汤的时候都会选择用文火慢慢煲，直到自己认为食材中的营养已经溶入汤中后，才肯盛出食用。但是，有研究显示，煲汤时间略长一些固然可以让食材中的营养得到更好的释放，但是时间过长，其中的营养成分就会受到影响。

在煲汤的时候，人们通常都会选择肉类等高蛋白食物，而科学研究显示，蛋白质中的大部分组成成分都是氨基酸类，氨基酸长时间处于加热的环境中会受到破坏，从而大大降低汤的营养价值。与此同时，食材的原本味道也会受到影响。此外，食材中的维生素长时间在高温的环境中，也会受到一定的影响，特别是维生素C，加热时很容易被破坏，20分钟左右的持续高温就会让其消失殆尽。在视觉和心理上，人们会感觉汤煲得久一些，汤品会更浓厚，其实汤中的很多营养物质不是被破坏了就是被蒸发掉了。

那么，汤需要煲多长时间呢？经过研究证明，肉类汤最好煲一个小时到一个半小时，掌握住这个时间段，煲出的汤营养价值是比较高的；时间再长一些，营养就会逐渐减少。对于鱼汤，煲的时间不能这么长，只要发现汤色变白就可以了。如果在汤中加入了滋补药材，那么煲 40 分钟左右就可以了。因为有些药材经过长时间的熬煮后，滋补价值会大大降低。

如果想把蔬菜放入汤中，那么，一定要等汤煲好后再放，以免维生素大量流失。想让汤煲得更加美味，可以参考以下几个小方法：

一、在煲肉汤前，把肉放在沸水中煮一下，以达到去除血水、部分脂肪的目的，煲出来会清淡一些。此外，在煲汤的时候，先用大火把汤烧沸，然后再用小火慢慢煲，最后再用大火煲一下，这样一来，汤水就如奶汁般浓郁了。

二、在煲鱼汤前，先用少量食用油将鱼的两个侧面煎炸一下，然后再放入煲汤容器中，这样在煲鱼汤的过程中就可以避免鱼肉破碎了。在煲汤时，水的加入量要足，不要在煲汤过程中添加清水，这样可以维持汤的口感。

三、在煲汤时，不要用热水煲，否则蛋白质会容易凝固，而且还会影响食物的口感。

四、煲汤的器皿尽量使用质量较好的砂锅，劣质砂锅含有重金属，在煲汤时会溶入到汤中，从而对人体造成危害。

五、在煲汤的时候，最好不要添加多余的调料，可以放些姜片。如果想品尝食物的原味，只要在汤中放些食材就可以了。此外，盐一定要等到汤煲好后再放，否则就会影响蛋白质和汤的味道。

六、如果觉得汤很油腻，可以先把汤晾凉，然后将汤表面的油除去，再放到火上煲一下就可以了。

第三章 食物的"垃圾"调法

放糖不讲究——营养变垃圾

和盐一样，糖也是我们平时烹饪中用到的最基本的一种调味品。炒菜、熬粥、制作点心和小吃，样样都要用到它。不过，糖中有很高的热量，它既是人体急需能量时最关键的补充物，也是导致现代人肥胖的一大罪魁祸首。研究表明，高糖食物可增加患心脏病的风险。尤其是儿童，更不能吃太多的甜食、喝过量的含糖饮料，否则会影响正常进食时的胃口，影响生长发育。

此外，吃糖不仅要适量。而且，这普普通通的放糖其实也大有讲究，食糖种类很多，方法各异。如若选择不当，或是添加时机有问题，就会造成营养的浪费甚至危害人体健康。首先我们来认识一下糖的种类。

食糖的种类和特点

按颜色分，食糖可分为白糖、红糖和黄糖。颜色深浅不同，是因为制糖过程中除杂质的程度不一样，白糖是精制糖，纯度一般在99％以上；黄糖则含有少量矿物质及有机物，因此带有颜色；红糖则是未经精制的粗糖，颜色很深。

根据颗粒的大小，食糖又可分为白砂糖、绵白糖、方糖、冰糖等：

白砂糖：蔗糖含量高，颗粒大小差不多、糖质坚硬、松散干燥、无杂质，是食糖中含蔗糖最多、纯度最高的品种，也是较易贮存的一种食糖。

绵白糖：质地绵软、细腻，结晶颗粒细小，并在生产过程中喷入一些转化糖浆。其含水分较多，外观质地绵软、潮润，入口溶化快，适宜于直接洒、蘸食物和点心，因其含水量高而不易保管，最好加工成小包装。

冰糖：是以白砂糖为原料，经加水溶解、除杂、清汁、蒸发、浓缩后冷却结晶制成。冰糖还有祛火的功效，是入肝和肺经的优良产品。

方糖：也叫白方糖，亦称半方糖，是用细晶粒精制砂糖为原料压制成的半方块状（即立方体的一半）。方糖的特点是质量纯净，洁白而有光泽，糖块棱角完整，有适当的牢固度，不易碎裂，但在水中溶解快速，溶液清淅透明。

如果比较各种食糖的甜度和口感，结果会让很多人吃惊：纯度高的白糖反而不及红糖甜。不过，白糖的甜味比较纯。一般而言，白糖、黄糖适合加在咖啡或红茶中调味，黄糖也常被用于烹调菜肴时调味。红糖有特殊的糖蜜味，适于煮红豆汤、制作豆沙、蒸甜年糕等。冰糖的口感更清甜，多用于制作烧、煨类菜肴和羹汤，如冰糖银耳、冰糖肘子、冰糖兔块等。冰糖除了使菜肴具有特殊风味外，还能增加菜肴的光泽。冰糖性温，有止咳化痰的功效，广泛用于食品和医药行业生产的高档补品和保健品。老人含化冰糖还可以缓解口干舌燥症状。

使用砂糖制作糕点，不光可以让糕点味道香甜，更可以使糕点蓬松柔软，蛋糕就是最好的例子。炒鸡蛋时加点糖，也可以使蛋更嫩滑。此外，和盐一样，糖也可以延长食物的保存期限，例如蜜饯与果酱。

还用不用喝红糖水？

现代社会，普通人很少有人吃不饱饭了，相对于饥饿，人们更担心的是肥胖。因此，人们已经越来越认识到高糖食物对健康可能造成的危害。因而尽可能减少日常生活中糖的摄入。不过中国人历来提倡女性应该多喝红糖水，这个还对不对呢？其实，之所以要喝红糖水，是因为红糖精炼程度不高，保留了较多的维生素及矿物质，每 100 克红糖含钙 90 毫克、含铁 4 毫克，约为白糖、黄糖的 3 倍，还含有少量的核黄素（维生素 B_2）和胡萝卜素。《本草纲目》记载，红糖性味温，有化瘀生津、散寒活血、暖胃健脾、缓解疼痛的功效。我国不仅有产妇喝红糖水补血的习俗。而且，天寒受凉或浑身被雨淋湿，喝碗生姜红糖水，可预防感冒。不过，我们应该注意到的是，中国传统膳食中铁来源于植物性食物，吸收利用差，妇女、尤其是孕妇贫血发病率高，红糖中的铁无疑是很好的补充，这在动物性食物不丰富的年代尤其重要。现在，膳食中铁含量高的动物性食物丰富，喝不喝红糖水已经没有那么重要了。所以说，喝不喝红糖水更多的

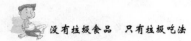

应该看其他食物的摄入，如果已经吃了很多富含铁的动物性食物，又为了补铁而喝了很多红糖水，那么不仅没有补铁意义，还有摄入能量过剩的隐患。

吃糖的一点窍门

现代人几乎都认识到了吃糖过多的危害。但由于我们的身体与几万年前人类经常忍饥挨饿时代的别无二致，所以我们还是本能地酷爱甜食。面对巧克力、冰淇淋、各种糕点的诱惑，想说"不"实在太困难了，这里介绍吃糖的几个窍门。首先，和盐不一样，自然界不只有糖才有甜味，所以实在忍不住想吃甜的又不能多吃糖的人可以用阿斯巴甜等健康的甜味剂来代替。不过需要注意的是，阿斯巴甜虽然现在在世界上被权威机构公认是安全的，但仍有些实验表明长期服用可能对人体有不利影响，因此也要适量。另外，炒菜时，放糖顺序也是有讲究的，应先加糖，随后是食盐、醋、酱油，最后是味精。如果顺序颠倒，先放了食盐，便会阻碍糖的扩散，因为食盐有脱水作用，会促使蛋白质的凝固，使食物的表面发硬且有韧性，糖的甜味渗入便很困难。

放盐随意——得病容易

放盐的量

世界卫生组织建议：一般人群每日食盐量为 6～8 克。我国居民膳食指南提倡每人每日食盐量应少于 6 克。对于有轻度高血压者，美国关于营养和人类需要委员会建议应控制在 4 克，这个标准对我国患有心脑血管病者也是适宜的。那么每日食盐的摄入量如何计算呢？下面介绍一个粗略估算的计算方法。你买 500 克食盐后，先记一下购买食盐的日期，当这 500 克食盐吃完后，再记下日期，那么你就知道这 500 克食盐吃了多少天，用所吃盐量除以吃盐的天数，再除以家中就餐人数，就可得出人均粗略的食盐摄入量。另外还要注意一个问题，就是酱油也是我们膳食中的另一主要来源。所以在计算食盐量时，也应加上通过酱油所摄入的食盐量，计算方法同上。但要说明一点，酱油中食盐含量为 18％左右，所以要乘以 18％，即得出人均通过食用酱油摄入的食盐量。将此量加上食盐量，便是你家中每人日均的食盐量。

但是有的朋友说了，我就是口味重，改不掉。怎么办？这里推荐两个窍门：

以酸代盐：为了避免多盐而不影响菜的味道，尝试借助甜、酸来调剂食物的味道，同样能刺激食欲。

边尝边加盐：炒菜不要凭感觉放盐，最好尝一下菜味，确认太淡再加盐，但每一次都只加一点点，边尝边加。这种方法能让你的味蕾对咸味敏感起来，从而慢慢改变你的口味。

放盐的时机

很多人都知道，放盐应该在炒菜最后放，而不是开始。这种说法有道理吗？实际上，有研究发现，炒蔬菜时早加盐会增加水溶性维生素的损失。主食中加盐，则会升高血糖反应。同时，盐是一种氧化强化剂。拿鱼肉为例，研究发现，加入食盐腌制、烹调都会促进鱼肉脂肪氧化，脂肪氧化可产生一些聚合物，而这些聚合物对人体健康是有害的。至于那些先加盐烹调的肉类，脂肪氧化可能更严重。

那什么时候放盐最好？这里介绍个窍门：用豆油或者菜籽油做菜，为减少蔬菜中维生素的损失，不妨在炒过菜后放盐。用花生油做菜，由于花生油极易被黄曲霉菌污染，从而含有一定量的黄曲腐菌毒素，故应先放盐炸锅。这样可以大大减少黄曲霉菌毒素的产生。用荤油做菜，可先放一半盐，以去除荤油中有机氯农药的残留量，而后做菜中间再加入另一半盐，以尽量减少盐对营养素的破坏。在炒做肉类菜肴时，为使肉类炒得嫩，在炒至八成熟时放盐最好。

关于碘盐的争论一：碘盐到底好不好

最近，关于吃盐到底是加碘的盐好还是不加碘的盐好，社会上产生了一些争论。实际上，我国食盐加碘的故事要从上世纪 80 年代说起。当时，人们发现在人的碘营养状况还没有达到地方性碘缺乏病流行的严重程度的情况下（儿童尿碘含量 50～100 微克/升，甲状腺肿患病率在 5％～20％之间），儿童的智力发育就已经受到危害，只有补足了碘才能确保婴幼儿的正常脑发育。为解决广泛存在的碘缺乏问题，世界卫生组织呼吁全民食盐加碘。从 1995 年起，我国开始实施全民食盐加碘。

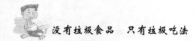

　　碘，是一种人体必需的微量元素，碘摄入不足会导致碘缺乏病，英文简称 IDD，症状主要有甲状腺肿大、流产、婴幼儿及青少年发育迟缓等。其中最为人们所熟知的是所谓"大脖子病"。而事实上，缺碘还能引起其他严重的疾病。

　　据专家介绍，碘缺乏病对智力的损害才是最大的危害。如果孕妇缺碘，不但会导致流产、早产、死胎或胎儿先天畸形，更重要的是，会严重影响胎儿大脑的正常发育，而且危害一旦形成，后期再补碘也已经于事无补了。

　　实际上，我国曾是世界上碘缺乏病流行严重的国家之一，受害人群众多，严重危害人口素质和社会经济发展，因此，碘缺乏病已经从一个单一的疾病上升为严重的公共卫生问题。在这种情况下，《食盐加碘消除碘缺乏危害管理条例》和《食盐专营办法》等法规于上世纪 90 年代相继出台。自全民实施在食盐中加碘之后，碘缺乏病得到了有效的预防，尤其是儿童的智商总体大大提高了。

　　然而，碘的作用虽然很大，但也不是说所有人群都应该补很多碘。就像是一把双刃剑，它在能够预防上述疾病的同时，如果过量食用，同样能够带来一定的副作用。

　　有专家就指出，对于那些患有甲状腺肿瘤、甲亢等甲状腺系统疾病的患者或有家族遗传史的人群来说，就要控制好含碘食物的摄取量。同时，还可以通过自己加工无碘盐的方法将碘盐中的碘成分去掉，其方法也很简单，就是先将碘盐撒入锅中，在火上加热约五分钟后，食盐中的碘便会充分挥发出去。

　　所以，为了适应形式的变化，我国的《食用盐碘含量》也做了多次调整。第一次是 1996 年，其中规定碘含量的上限值不得超过 60 毫克/千克。该规定是基于 1995 年全国碘营养监测中发现的，由于对食盐中碘含量没有规定上限值，导致部分地区的盐碘含量过高，有的高达 100 毫克/千克，因而做出了当时的调整。

　　第二次调整在 1997 年。当年全国碘营养监测结果显示：儿童尿碘水平为 330 微克/升，显示儿童尿碘水平大幅升高，这是由于向重点人群滥补碘（乱用加碘保健品和碘油丸）所致。卫生部及时要求碘盐覆盖率已经大幅度提高的多数地区，停止碘油丸的投服，同时提出"科学补碘"的原则和口号。

第三次调整在 1999 年。当年的全国碘营养监测结果发现，儿童尿碘水平为 306 微克/升，处于偏高水平。我国专家经讨论和论证，在世界首次提出把尿碘水平降至 300 微克/升以下是可接受的碘营养水平，这样既能向人群提供足够的碘，又把副作用的危险性降至最低水平。2000 年，我国将生产环节的碘含量出厂不低于 40 毫克/千克下调为平均 35 毫克/千克。

有专家表示，当初强制推行在食盐中加碘的目的是消除民众的碘缺乏病，但随着社会的发展，许多地区已经不存在缺碘的情况了，而且关于补碘过量的病例也比较常见。因此，将食盐碘强化量调低的做法是非常有必要的。

2011 年，我国《食用盐碘含量》又经历了一次调整，此次修改最大的亮点就是给碘盐中碘含量的标准划定了浮动的范围，即"各省、自治区、直辖市根据人群实际碘营养水平，选定适合本地的食用盐碘含量平均水平；食用盐中碘含量的允许浮动范围为碘含量平均水平±30％。"由于我国人民生活水平的不断提高，摄入碘的方式逐渐增多，从很多加工食品中都可以补碘，因此食盐中碘的含量的适当降低是不无道理的。

尤其需要注意的是，我国在不同地区碘分布状况不均衡，通常情况下，沿海地区的居民存在碘缺乏问题的很少，因此该人群如果长期食用碘盐则同样会带来一定的甲状腺疾病的风险。碘过多可能会导致诸如高碘甲状腺肿、碘致甲状腺功能亢进、碘致甲状腺功能减低甚至是甲状腺肿瘤等疾病；而西部地区和部分山区则是碘缺乏较严重的地区，该地区人群必须食用加碘盐。

那么，在我国众多省区市中，到底哪些地方属于高碘地区，而哪些地方又缺碘呢？根据最新的《食用盐碘含量（征求意见稿）》做出了这样的统计：全国有约 5 个省区市（安徽、河南、湖北、广西、云南）处于过量水平；16 个省区市（北京、天津、河北、山西、内蒙古、辽宁、吉林、江苏、江西、山东、湖南、重庆、四川、贵州、陕西、宁夏）处于大于适宜水平；处于适宜水平的仅 9 个省区市（黑龙江、上海、浙江、福建、广

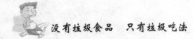

东、甘肃、青海、新疆和新疆建设兵团）。这些地方，可以说碘的摄入量有下调余地。

所以说，比起单纯地争论加碘盐到底是好还是不好，我们更应该注意的是哪些地方缺碘、哪些地方不缺；哪些人需要多补、哪些人需要微补、哪些人不用补。根据不同地域制定出不同的碘含量标准才是更加客观和细致的做法。

关于碘盐的争议二：是否应该由民众自己选择加碘盐

事实上，在市场上同时供应碘盐和无碘盐的做法早已被很多发达国家和地区广泛采用。如法国、意大利等阿尔卑斯山区曾广泛流行碘缺乏病，在多年推行碘盐之后，如今碘缺乏病已得到基本控制，因此意大利、法国、德国、西班牙等欧洲国家以及美国、加拿大等国家，食盐销售部门都会为消费者提供加碘盐和非加碘盐两个品种，有的地方还为民众提供详细的食用方法，使人们能够根据自身情况自由选择。

一些专家曾表示，强制实行全民食用碘盐的国家很少，大多数国家还是在市场上同时供应无碘盐和碘盐，让群众自由选择。

有媒体报道，在发达国家和地区的家庭碘盐食用率只有53％，低于全球水平的70％，但那里的碘缺乏病却远远低于亚洲、非洲等发展中国家。由此可见，随着经济社会的不断发展，让民众在知情的前提下进行自由选择，是防治碘缺乏病的有力手段。

因此也有一些学者认为，如果百姓能够及时了解碘缺乏、碘过量的危害，并让百姓自己拥有选择碘盐或无碘盐的权利，或许才是一种科学的态度。

此外，还有学者建议，随着我国居民饮食习惯、饮食结构以及保健意识的不断提高，可以从其他食物如肉类、海产品中充分补充到碘。因此，相关部门可以在普及碘知识教育的前提下，实行碘盐与无碘盐同时进入市场的做法。具体做法不妨先在部分发达城市进行试点，在这些城市广泛开展碘缺乏病方面教育的同时，对居民碘营养状况加强监测，出现异常立即采取应急预案。通过试点可以积累到相关经验，逐步在全国范围内推广碘盐与无碘盐并销的策略。对于那些缺碘的地区，在补碘的同时也要尊重当地民众的知情权，其中既包括将碘缺乏的危害向公众告知，也包括将碘盐和无碘盐的选择权赋予公众。

味精多——神经乱

大多数家庭在烹饪菜肴的时候都会多多少少放些味精，因为味精可以让菜肴更加鲜美，让人的食欲大增。可是这种看似功能强大又安全的"宝贝"，食用过多对人体也会有不好的影响。

经研究发现，味精是绝对安全的，没有毒性。可是安全是建立在一定的基础之上的，过量食用就会对人体造成一定的伤害。经过调查发现，在经常摄入过量味精的人群中约有三成的人都出现了贪睡、急躁等现象。味精中含有谷氨酸钠，进入人体后，会经过消化产生谷氨酸，这种物质进入脑组织后会在酶的作用下，变成一种抑制性的神经递质。因此，人在过量食用味精后，身体中的神经功能就会受到抑制，从而让人产生头晕目眩、贪睡、急躁、痉挛等症状，甚至还会造成肌肉无力、骨头疼痛。此外，这些抑制性神经递质在量多的情况下还会阻碍下丘脑分泌、释放激素，影响骨骼发育，对青少年的身体发育有很大的影响。

而且，味精中含有一定量的钠，经常过多食用味精很可能会引发高血压，特别是老年人，身体对钠非常敏感。因此，患有水肿、肾脏疾病、高血压等疾病的老年人食用味精时应该谨慎一些。

味精食用过多不仅会抑制神经功能，还会对人体内的矿物质的利用产生影响。当微量的味精进入人体后，血液中的谷氨酸浓度就会变高，妨碍人体利用钙、镁等矿物质。特别是谷氨酸能够和血液中的锌相互作用，变成一种人体不能吸收利用的物质排出体外，长久下来，人体就会逐渐出现缺锌的症状。这一点对婴儿和儿童的生长发育影响最大，因为婴幼儿的身体发育和智力增长都离不开锌。所以，婴幼儿更应该少摄入味精。

此外，经常大量摄食味精，会影响视网膜，视力模糊，对味精敏感的人甚至还会发生失明。所以，我们在日常饮食中，不能只追求菜肴的鲜美，在炒菜的时候应该少添加一些味精，有些时候，原汁原味的食物才是最美味的，而且对身体有益。

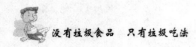

过量食用味精对身体有损害，那么，我们在具体烹饪中应该怎样使用味精呢？

一、高汤烹饪，不放味精

在菜肴中添加味精的主要作用就是增加食物的鲜味，而高汤自身就具备鲜的味道，在这种情况下使用味精，不仅不会增强高汤的鲜味，还会让菜肴的口味变得奇怪。

二、烹饪酸性强的菜肴，不放味精

味精在酸性的菜肴中不容易溶解，发挥不出提鲜的作用，而且酸性越强，味精的提鲜效果越不明显，比如往糖醋鱼中添加味精。

三、菜肴中含碱性食物，不放味精

味精在和碱性物质相遇时，会发生化学反应，生成具有臭味的物质，从而破坏菜肴的口味。

四、掌控好味精的投放量

味精在添加过多的时候，不仅不会让菜肴味道更加鲜美，还会让食物产生苦涩的味道，所以，每次投放味精的量不要高于0.5克。

五、菜肴即将出锅时放味精

这是因为在加热的情况下，味精会产生焦谷氨酸钠，这种物质具有一定的毒性，直接对人体造成伤害。

多油——慢性病的诱因

很多人在炒菜的时候就会放很多的食用油，毫无疑问，这样可以让菜肴更加美味。但是，经常用过量的食用油炒菜对健康是有影响的。

现今，我国城市居民每人每天食用油脂的平均量已经快接近世界卫生组织建议量的两倍，甚至在有些大城市中，居民每人每天食用油脂的平均量已经接近90克了，这是非常可怕的。有些人认为这说明我国居民生活水平正在提高，但是在很多的发达国家，食用的油脂量并没有我国高。

过量食用油脂害处极多，因为食用油过量已经不只是饮食习惯的问题了，经常用大量的食用油烹调食物，会危害我们的身体健康，肥胖症、高血脂、高血压等病症都会找上门来，甚至还会导致癌症。那么，过量食用油脂究竟会对人体产生哪些危害呢？

一、导致肥胖

在日常生活中，我们所食用的食品都含有一定的热量，但是油脂中的热量最高。若是一个人每日多食用15克油，30天后，体重就会增加600克左右，时间长了，体重就会增加更多。不仅外表会受到影响，还会间接引发高血脂、高血压、冠心病等一系列富贵病。

二、易患心脏病、脑中风

经常过量食用油脂，人体血液中的胆固醇和脂肪酸就会增多，当胆固醇和脂肪酸多到一定程度时，就会聚积在血管中，导致动脉硬化，甚至引发血栓。出现血栓就会增加心脏的患病几率。当血栓堵在心血管中时，就会引发心脏病；当血栓堵在脑血管中时，就会引发脑中风。

三、引发癌症

经常食用过量的油脂，就会增加多种癌症的患病风险，比如乳腺癌、结肠癌等。人体摄入过多的油脂，会促进胆汁的分泌。但是，当油脂进入结肠后，部分胆汁就会在有害菌的作用下转变成具有致癌作用的物质，长期如此，就有可能引发结肠癌。

女性体内的雌性激素比男性的要高，所以更加容易患上乳腺癌。而大量使用油脂会造成肥胖，体内的雌性激素也会更高，进而增加女性乳腺癌的患病概率。根据一项研究显示，常年生活在美国的日本人比日本本土居民患上前列腺癌的概率要高。专家认为，这与他们总吃高脂肪食物息息相关。

这样看来，过量用油确实会给我们的身体带来很多伤害，那么我们在日常饮食中，应该如何避免食用过多的油呢？

（一）尽量使用不耗油的烹饪工具，比如不粘锅、电烤箱，这样就可以减少食用油的使用量了。

（二）尽量使用不耗油的烹饪方法，比如蒸、煮、涮、凉拌；最好不用炸、煎、爆炒等对油需求大的烹饪方式。

（三）最好使用有刻度的容器来盛放食用油，然后计算出全家一天需要使用多少油，再按照计算结果来放油。

（四）按照每人每天食用25克油来计算每桶油可供全家食用多久，然

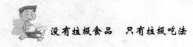

后从量上加以控制。比如5升食用油，三个人需要食用两个月。

（五）尽量在家用餐，因为外面的餐馆在烹饪菜肴时经常会放过量的油。

喜食辛辣——肠胃遭殃

川菜以"麻"、"辣"赢得了国内外人士的喜爱。很多人都喜欢在烹调饭菜时加入一些辣椒，这样可以增强食欲，让自己的心情更加舒畅。可医学研究表明，大量摄食辛辣食物会让肠胃遭殃，引发多种疾病。

众所周知，辣椒可以开胃，促进消化，是每个家庭中必备的调味品，人们通常为了增加食欲而在菜肴中加入辣椒，也有时会将辣椒炒成菜肴，既美味，又开胃。

食用辣椒的好处也非常多，首先，可以促进血液循环，让肺腑在气血顺畅的情况下得到充分的滋养；其次，能够让脑细胞更加活跃，预防人体衰老；再次，可以预防动脉硬化；最后，能够提高机体的免疫力。

然而，食用过多的辣椒，会导致多种肠胃疾病。这是因为大量的辛辣食物在进入人体后会强烈地刺激肠胃黏膜，导致黏膜高度充血、肠胃蠕动加强，进而出现胃痛、腹泻等症状，而且还会使肛门出现烧热的刺痛感，引发肠胃疾病，加重痔疮。

另外，辣椒辛辣，对于患有口腔疾病、咽喉疼痛、咯血等病症者，或者患有肺结核、体质湿热的人来说，都应该小心食用。不加节制地食用辣椒还会让人形成湿热体质，导致皮肤出现痤疮、血压上升、鼻孔出血等状况，经常过量摄食辣椒，还会造成中毒。

而且，食用过多的辣椒，还会诱发脱发并对眼睛造成伤害，一般食辣过多的人眼部会出现烧热感，眼球充血而导致事物模糊；经常食辣会导致结膜炎、干眼症、视力下降等病症。

经过对动物进行实验得出：辣椒中含有辣椒碱这种物质，可以破坏循环系统，造成暂时性血压降低、心跳变慢、呼吸困难等。所以，喜爱辣食的朋友们一定要小心中毒。

虽然如此，但是很多人听信了一些不实的说法，还是会选择多食辣椒，来看看吃辣有益的谎言：

一、多吃辣椒可以瘦身

专家表示，多食辣椒可以瘦身的说法并不科学。人在多吃辣椒后，虽然可以达到皮肤发热、加快局部代谢速度的目的，但是发热的现象在食用辣椒几次后就会消失，加快代谢的作用微乎其微，所以多吃辣椒是不能瘦身的。

二、多吃辣椒对肠胃有益

很多人都认为吃辣椒可以开胃，事实也是如此，但是过量的辣椒会影响神经末梢的感觉，从而让胃部受到损伤。

三、多吃辣椒可远离癌症

确实辣椒中含有丰富的抗氧化物质，而这种物质可以起到预防癌症的目的。但过度食辣有可能会诱发口腔白斑，而这种症状是一种口腔癌出现前的病变，所以过量食辣不但不会起到防癌症的作用，还有可能会引发癌症。

第四章 "垃圾"饮食习惯

常吃夜宵

随着社会的进步，人们的生活逐渐丰富，但是却带来了一些不良的生活习惯和饮食习惯，比如夜宵。在灯红酒绿的都市生活中，夜宵仿佛成了一道靓丽的风景线，而组成这道风景线的人群几乎都是中年人和青年人。这些人通常都喜爱夜生活，而吃夜宵也是他们夜生活中的一部分。殊不知，在人们欢快地享受美味的同时，夜宵却正在侵蚀着人们的健康。

经研究发现，夜宵虽然可以补充体力，但是对人体的危害却不小，养成吃夜宵的习惯很容易让人患上胃癌。有关人员曾经做了一项调查，他们对几组中年人的饮食情况进行了长期的跟踪，结果发现，在身患胃癌的人中，进食晚餐时间不固定的人数占总人数的 38.4%；而同一年龄组的健康人，进食晚餐时间不固定的人数比较少。为什么会出现这样的结果呢？

因为人的胃黏膜上皮细胞是不会伴随人终生的，两天左右就会自动更换一层新的上皮细胞。而更新的过程通常都在夜间进行，因为这个时候，胃肠道处于"休息"的状态。若总是在夜晚进食，胃肠就要"加班"工作，影响胃黏膜的修复。人在夜间休息的时候，夜宵在胃中，胃不但不能得到休息，还要分泌胃液来消化食物，这样会刺激胃黏膜，长期如此，胃黏膜就会糜烂，甚至导致胃癌的发生。

通常来说，人体会在食用食物后的四五个小时内大量排钙，在夜间进食，人体就不能正常排钙，在人们进入深度睡眠后，尿液就会充斥身体的各个尿路，不能马上排出，而在尿液中的钙就会逐渐增多，长期如此，就会形成结石。

长期吃夜宵的人，生物钟会比较混乱，容易导致内分泌失调，从而引发抑郁症、肥胖症等疾病。而且，在食用夜宵后很少有人会运动，热量太多很容易让人发胖，与此同时，还会增加高血压、心脏病、糖尿病等疾病的患病风险。此外，有吃夜宵习惯的人一般都会因为进餐时闲聊而产生兴奋感，这样很可能会造成睡眠质量降低，从而影响白天的精神和情绪，长期如此，就可能患上抑郁症。

夜宵有这么多的危害，你还要坚持食用吗？赶快戒掉这种不良的饮食习惯吧。但是有些人会因为工作问题，不得不吃夜宵，难道这些人就注定要受到夜宵的伤害吗？其实不然，在非要吃夜宵的情况下，可以选择一些清淡的、质地较软的食物，比如面食、粥类等，或是喝一杯牛奶，但是一定不要触碰高脂肪食物，以及浓茶、咖啡等让人兴奋的饮品。另外，不管选择吃什么，都要适可而止，不可过量。

下面再给大家介绍几款适合当夜宵的饮品：

一、柚子葡萄汁

准备适量的柚子和葡萄，把柚子剥皮，葡萄洗净，然后分别榨成汁水，过滤残渣，再将两者倒入同一个杯子中，滴入几滴蜂蜜，搅拌均匀后就可以饮用了。

二、黄瓜汁

准备适量的黄瓜、豆浆、薄荷，将三者混合后一同倒入榨汁机榨成汁，然后过滤残渣。这种饮品非常适合在夏季饮用。

三、香蕉木瓜酸奶

准备适量的香蕉、木瓜、酸奶，将木瓜、香蕉切块，然后再榨成汁，最后混入酸奶就可以饮用了。这种饮品的营养比较丰富，夜里如果确实饿了，可以用这款饮料补充能量。

单吃红肉

通常把牛肉、羊肉和猪肉叫做红肉，而把鱼肉、禽肉叫做白肉。很多现代人，尤其是年轻白领女性，听红肉而色变，这是因为什么呢？原来，红肉的特点是肌肉纤维粗硬、脂肪含量较高，而白肉肌肉纤维细腻，脂肪含量较低。红肉中被认为含有大量饱和脂肪酸，对人体健康不利。实际上，不管红肉还是白肉，都含有脂肪，包括饱和脂肪酸、不饱和脂肪酸，不过含量差了不少。同样重的肉中，猪肉脂肪含量最高，羊肉次之，牛肉最低。即使在红肉的瘦肉中，脂肪含量也不少。反观鱼、鸭肉中的脂肪含量较低，不饱和脂肪酸含量较高。这些白肉中的脂肪含量一般较低，并且含有较多的不饱和脂肪酸；尤其是深海鱼类，富含 EPA，对预防血脂异常和心脑血管病有一定作用。红肉和白肉对人类慢性病的影响也不一样，现代流行病学研究发现，吃红肉的人群患结肠癌、乳腺癌、冠心病等慢性病的危险性都比较高。

还应注意的是，用红肉加工的肉类还包括香肠、汉堡牛肉饼和烟熏、盐制肉食以及罐头等。从世界范围来看，红肉消耗多的国家，前列腺癌的发生率也高。红肉消耗少的国家，前列腺癌的发生率较低。国内外医学研究证实，红肉中的一些物质与结肠致癌作用有密切关系。

另外，红肉里还含有较多的雌激素，会增大女性患乳腺癌的风险；而红肉消化后产生的食物残渣较少，使肠蠕动减弱，进而使有害物质在肠道内停留时间增长，增大患直肠癌的风险。除此之外，在人们关心蔬菜里农药残留的时候，却没有意识到动物性食品的污染也是巨大的。饲料里面的农药残留等长时间在动物体内积蓄，形成危害极大的毒素。此外，由于红肉中含有血红蛋白及肌红蛋白化合物，在加工过程中容易形成亚硝胺等致癌物，令患癌机会大增。

不过，红肉是人们摄入铁元素和蛋白质的重要来源，不应完全舍弃。所以，红肉也可以适当摄取，不过要注意吃红肉时多吃瘦肉。因为红肉中瘦肉的脂肪含量较低，相对健康。年轻人、活动量比较大的人可适当增加红肉的摄入；老年人、消化能力差的人则要相应减少；心脏病、高血压等的高危人群，更要减少红肉的摄入，可用白肉代替。

此外，还有一小妙招助你减少风险：在家做红肉时，可以先将红肉略煮，然后放入冰箱冷冻至白色的脂肪凝固，然后将白脂去除，重新烹调，可极大降低脂肪的摄入；此外，吃红肉时搭配粗粮，就能降低胆固醇，丰富的膳食纤维还能增加肠蠕动，帮助及时排出有害物质。

贪酸性食物

在学校、公司、家庭，我们通常都会看到有些学生、同事或家人身体酸懒，还时常说自己非常疲累。在这个时候，我们会认为他们是因为学习、工作或者是劳动量大而出现了不适。事实上，导致疲惫的出现不仅仅是以上原因，还有可能是由于贪食了酸性食物。

人体内的一切活动都应该处于平衡的状态之中，而维持体内酸碱平衡的就是我们每天所食用食物的酸碱性，以及排泄系统的调节。那么，何为食物酸碱性呢？它是食物在人体内被消化吸收后，又经过代谢过程所产生的结果。经过代谢，若是食物最终变成的物质以磷酸根、硫酸根等成分为主，那么，人体内就会发生酸性反应；若是食物最终变成的物质以钙离子、钾离子、镁离子等成分为主，那么，人体内就可能发生碱性反应。其实，产生这样的结果与食物中的矿物质含量息息相关。

食物可以分为酸性、碱性和中性。一般来说，所含矿物质以磷、硫等元素为主的食物，就是酸性食物，比如肉类、鱼类、酒类等；所含矿物质以钙、镁等元素为主的食物，就是碱性食物，比如果蔬、海带等。中性物质就是酸碱度平衡的食物，比如食盐。

总体来说，酸性食物除了牛奶以外，包括大部分的动物性食物；碱性食物通常都是植物性食物；糖、醋、盐等属于中性食物。

当然，我们所说的都是"一般情况"，也有非一般的情况，比如李子，它本身属于水果，而水果多属碱性食物，但是，它却不是碱性食物，因为其中有一种不能被人体代谢的酸性物质。此外，并不一定口味是酸的，就是酸性食物，柠檬味酸，但它却不是酸性食物。

如果因为这些酸、碱性食物而让我们体内的酸碱失衡，那么，人体就会出现一些不良症状。过多地食用酸性物质，人体就不能通过正常的调节来维持自身的酸碱平衡，这时，人体就变成了酸性体质。这种人的身体不会在短时间内出现疾病，但是会出现很多不适的症状，这就说明身体正处于亚健康状态，处于这种状态的人一般会出现疲劳、记忆力下降、注意力分散、腰酸背痛等症状。时间长了，身体就

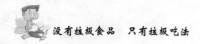

会出现多种疾病。

在我们的身边有不少男性都喜爱肉食，但是肉类属于酸性食物，吃多了对身体健康有很大影响。所以，在日常饮食中，男性朋友更应该注意酸性食物与碱性食物的搭配食用，平时多食用蔬菜和水果。

此外，需要大家特别注意的是，有孩子的成年人一定不要让儿童食用过多的酸性食物，因为儿童身体在发育，大量进食酸性食物的话，身体无法很好地调节酸碱平衡，这些物质就会在体内存积，时间长了，儿童就会出现大便不畅、抵抗力降低、难以入睡、脾气急躁等症状，甚至会引发呼吸道感染等疾病。

冰镇水果

如果我问你为什么吃水果？你可能会有很多的回答，为了补充维生素C，为了美容，水果的味道好，为了湿润我们的胃肠，为了维持我们身体的酸碱平衡……

没错，水果确实有这么多的功效，但是你可知道，如果你的食用方法不正确，可能会导致这些营养成分没有被身体吸收，甚至还会出现损害身体的现象。

现代人的生活、工作都比较劳碌，很少有空闲去超市溜达。所以，很多人都喜欢在周末将一星期食用的水果、蔬菜全部购买回去，随后塞满冰箱。而且，很多人还会觉得放进冰箱中的水果别有一番滋味，口感非常凉爽，尤其是那些比较甜的水果，经过冷冻甜味会增加，吃起来冰爽可口。但是，你可知道，水果在低温的环境中存放的时间越长，维生素C流失的也就会越多。

水果中富含各种营养素，如：葡萄糖、果糖、矿物质等，这些营养素是比较不容易受到外界因素的干扰的，即使将水果放进冰箱中也不会有太大损失，但是维生素可就不同了，多数维生素是很容易遭受到破坏的，其中最"柔弱"的要数维生素C。

水果中含有很多维生素C氧化酶，它在遇到维生素C时，会削弱维生素C的活性。水果在冰箱中存放不久后，其中的维生素C氧化酶遇到外界的氧气，造成维生素 C 的含量下降，而水果在冰箱中的时间越长，这种损失就会越大。另外，水果还含有类黄酮等成分，在储存的过程中它们会受到酚氧化酶等物质的作用而变得越来越少。

此外，如果将冰箱的温度调到 0℃ 以下，水果就会冻结，并且会在表面形成冰晶，温度再调高后，冰晶溶化会导致水果中的结合水丢失，此时各种水溶性维生素就会受到一定的影响，如：维生素 C、B 族维生素、叶酸等，以及某些矿物质，比如：钾、磷、钙等。

其实，最主要的不是水果中的营养成分流失多少，如果仅仅是流失一些营养成分，我们还不会将这类食品称作"垃圾"。主要是这类食品对我们的身体产生了一定的危害。前面我们也提到了，冰镇的水果在进入人体后，会"冰"到我们的肠胃，从而使肠道加快蠕动，导致腹痛、腹泻；同时还会使胃肠道的血管骤然收缩，导致血流量减少，对消化液分泌产生影响，进而引起胃肠道痉挛性收缩而发生腹痛，出现消化不良的现象。如果这种现象持续得久了，还会造成肠道炎，想要彻底治疗就比较困难了。

大多数水果都富含水分，因此是细菌和真菌良好的滋生地，如：刚刚切开的哈密瓜。水果的表面如果被冰箱中的致病细菌污染，食用后就很容易被细菌感染，出现腹痛、呕吐、腹泻等症状。

对于老人、小孩子等人群来说，由于自身的抵抗力不强、胃肠道娇嫩、抗感染能力较弱等，更要避免食用这些对肠道有明显刺激的冰镇水果。而那些胃肠道功能不好的人群，如：患有胃溃疡、慢性胃炎、肠炎的人群，则坚决不能食用冰镇水果，以免加重病情。

夏季是胃肠道疾病的高发期，这与冰镇水果是脱不了干系的，不能够为了一时的痛快而采取不当的吃法，将原本营养丰富、功能多多、益处多多的水果变成了胃肠不适的"罪魁祸首"，这样不光达不到健康、美容等目的，还会对这些方面产生负面影响，因此我们要杜绝这种不健康的吃法。

所以说，最好还是定期去超市或市场购买适量的水果，保证吃到的水果是新鲜的。有一部分人可能本身也并不想要吃冰镇水果，只是怕水果坏掉，便将其放到冰箱中了，所以适量地买水果也能够防止我们将水果"冰

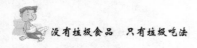

镇"的习惯继续下去。

盲目生食

生吃海鲜在日本是比较常见的，但是，最近在我国也刮起了一阵"最大程度地保留食物中的营养"的食物生食风暴，而且已经进入到了平常百姓家。有不少人认为生食很健康，不会造成营养的流失，从而让身体更加好地吸收营养。可是，这种观点在很多时候都是不正确的。

通常情况下，我们生吃的食物总共有两类，一类是果蔬；一类是海鲜。当然了，水果就是要生吃的，所以不在本节的讨论范围内。有些人认为，菜肴在烹饪的过程中会损失蔬菜中的营养，而生吃就可以得到全部的营养，从而能够促进睡眠、增强记忆、延缓衰老。

加热食物，确实会让蔬菜中的营养损失掉一部分，而生吃蔬菜对身体也有一定的好处。但是，这样的好处一定要建立在蔬菜是绿色、无污染的前提上，否则，生吃蔬菜不但没有益处，还会威胁身体健康。一般来说，蔬菜在生长的过程中，会存在很多健康隐患。农户在蔬菜的整个种植过程中，需要给蔬菜施肥。有些农户会使用天然的肥料——大粪，而这些大粪中通常都会存有痢疾、蛔虫、流感、肝炎、结核病菌等多种对人体有害的物质；还有一些农户会使用化学肥料，而这些化学物质对人体也会有一定的伤害。此外，在蔬菜生长的过程中，农户们为了不让蔬菜长虫通常还会喷洒农药，当蔬菜成熟后，叶子上还会残存一些农药；有些农户为了获取更大的利益，甚至在蔬菜上涂抹膨大剂、催熟剂，这些化学药物也不可能很快消失。另外，在很多城市中，自来水并不是完全无污染的，在生吃蔬菜时，用自来水清洗，身体便会受到一定程度的损害。

夏秋是吃海鲜最好的季节，很多人在这个时候都尝试生吃海鲜，结果有不少人因为生吃海鲜而住进医院。这是因为在没有经过烹饪的海鲜当中存有很多细菌、病毒和寄生虫，这些有害物质会导致细菌性食物中毒、菌痢、肝炎、霍乱等疾病。生吃生鱼片、食物未彻底煮熟、餐具生熟不分等，都很容易招惹以上疾病。所以，在我们的日常饮食中，要尽量避免这些饮食方式。

所以说，海鲜是不能盲目生食的。生食海鲜除了在处理不当时会导致疾病外，其中的蛋白质在未加热的状态下也不利于人体吸收。因为蛋白质一定要经过高温，改变结构后，才被人体"接纳"。因此，在食用海鲜的时候，一定要注意以下几点：

一、不要食用没有经过加热或加热不完全的海鲜。

二、用手处理过海鲜后，一定要彻底清洗双手，否则会导致寄生虫病。

三、盛放过生海鲜的器皿要尽快清洗，不要直接盛放可以不经加工食用的食物。

四、在烹饪、储藏食物的时候，要注意将生熟分开，处理海鲜的工具要立即消毒。

五、在烹饪贝壳类海鲜时，需要在开水中煮 6 分钟左右。

冰火二重天

在日常生活中，很多年轻人都以为自己的身体比较强壮、健康，在饮食上马马虎虎，口不择食。其中有些人就喜欢在吃正餐的时候喝一些冰镇的冷饮，特别是在夏季天气炎热的时候，吃着饭菜，汗就流下来了，所以冷饮在这个时候就成了他们的降温剂。但是这样的饮食对胃部的伤害是非常巨大的。

在夏季，有不少人都出现了肠胃疾病，特别是腹泻，我们在注意预防细菌中毒的时候，还应该注意不要冷热食物同吃。尤其是儿童，对自我保护没有任何意识，认知能力不强，而且比较贪食冷饮。那么，边喝冷饮边吃热食对我们的身体有什么危害呢？

当冷热食物同食时，胃部就会在瞬间受到"冰火两重天"的刺激，持续忽冷忽热的刺激会让胃黏膜受到一定的伤害，使人出现腹痛、胃痛、腹泻等症状，甚至会导致胃肠出血。此外，胃肠在受到极冷、极热的刺激后，自身的消化、吸收功能就会受到影响，从而导致非常严重的腹泻状况。

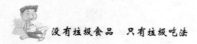

另外，还有些人喜欢在饮食上别出心裁，将海鲜和水果混合在一起食用。这样的吃法的确可以让海鲜的口味变得独特，但是对于身体健康而言，没有益处，还容易造成腹泻。因为在海鲜中含有大量的蛋白质、钙质等营养物质，而水果中含有大量的鞣酸，鞣酸在与蛋白质结合后会形成一种很难被人体消化的物质，不仅造成了蛋白质的浪费，还严重伤害到了胃部，使人出现呕吐、恶心、腹痛、腹泻等症状，甚至导致肠胃出血。因此，在吃海鲜的时候不要吃水果，尽量把这两种食物的食用时间错开。

若是因为冷热食物同时吃，或者海鲜和水果一起吃而出现了腹泻的状况，如果腹泻的情况比较轻，那么，最好不要服用药物，特别是止泻药，这种症状通常一两天内就会自愈；如果腹泻的情况比较严重，那么，就要在医生的指导下服药，并纠正自己的饮食习惯。另外，尽量不要随便使用抗生素药物，以免伤害人体的免疫功能。

加热袋装牛奶

很多人在饮用袋装牛奶时都喜欢加热一下，特别是在冬季，认为加热过的牛奶不仅暖胃，而且健康、安全。于是，很多人在喝牛奶前都会把牛奶放入微波炉中热一下，或者连袋一起放入沸水中煮热。殊不知，这样加热过的牛奶对身体会有毒害作用。

在逛超市的时候我们就会发现，袋装牛奶的保质期通常要比盒装酸奶的保质期长。这是因为袋装牛奶所用的包装袋是由一种含有某种聚合物或者铝箔的材料制成的。这种聚合物主要是由聚乙烯组成的，当聚乙烯处于高温环境中，就会分解、变化。若是将整袋牛奶直接放入微波炉中加热，包装中的聚乙烯就会释放出某些有毒物质，并渗入到牛奶中，不仅如此，这些有毒物质还会与牛奶中的营养物质发生化学反应，使牛奶中原有的营养成分"变性"。这样的牛奶对人体健康十分不利。所以，最好不要把牛奶连袋一起直接放入微波炉中进行加热。

如果是要用微波炉给牛奶加热，一定要先查看牛奶包装袋上是否有标明可以用微波炉加热。若是没有标清，就不要直接放入微波炉中。要先把牛奶从包装袋中倒出来，放入可以用于微波炉加热的容器中，再放入微波炉中进行加热。

此外，可以把牛奶袋直接浸泡在温度不是很高的热水中，这样也可以达到加热的目的。

但是，从营养的角度来看，如果牛奶可以不加热饮用最好，因为这样可以避免牛奶中的某些营养物质受到破坏。尤其是对于儿童来说，不经过加热的牛奶更利于身体的生长发育。在购买牛奶的时候最好选择大型超市，并注意牛奶的保质期。超市通常会把快过保质期的牛奶放在最外面，所以，我们在挑选的时候，应该尽量拿取保鲜柜最里面的牛奶。

只吃水果不吃蔬菜

如果让人选择只能吃蔬菜和水果中的一种食物，那么大部分人肯定都会选择水果，因为水果香甜可口。有些人特别是小孩子，非常喜欢吃肉，对蔬菜没有多大兴趣，而为了均衡营养，就选择食用水果。其实只吃水果不吃蔬菜会对机体造成伤害呢。主要因为以下几点原因：

一、水果的热量高

在水果中含有大量的果糖，热量是非常大的，而蔬菜中的热量却很低，如果用水果代替蔬菜，人体每天摄入的糖分就会过量，从而导致肥胖。对于糖尿病患者来说，多吃水果的危害更大。

二、水果中缺乏多种维生素

众所周知，水果中含有大量的维生素，但是有些种类的维生素含量却非常少，比如维生素 A、维生素 B，而这两种维生素在蔬菜中的含量却是非常丰富的。而且水果中还缺少多种微量元素，这些在蔬菜中也是非常丰富的，所以，如果只吃水果而不吃蔬菜，就会导致体内缺乏某些维生素和微量元素。

三、水果调节内环境不明显

蔬菜是碱性的食物，对人体的内环境能够起到很好的调节作用，从而可以有效改善人体疲乏的状况，还能够帮助人体排出毒素。而水果中含有鞣酸，它是无法对人体的内环境起到很好的调节作用的。

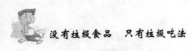

四、水果缺乏膳食纤维

蔬菜中含有大量的膳食纤维，膳食纤维能够"清理"肠道，对于很多疾病都有预防作用，比如胆囊炎、胆石症、大肠癌、动脉硬化、冠心病，还能够维持人体健康。而水果中含有的对人体有益的膳食纤维却非常少，如果舍弃蔬菜，只吃水果，那么人体的健康就不能得到很好的呵护。

通过以上内容的介绍，我们应该已经很明确地知道了只吃水果不吃蔬菜是万万不行的。但是也不能只吃蔬菜，不吃水果，因为水果给人带来的益处也是非常大的。蔬菜在进行加热后，其中的有些维生素就会受到破坏，比如维生素 C，所以吃水果就能够弥补蔬菜的不足了。尤其对于儿童来说，我们不能让他们养成只吃水果、不吃蔬菜的恶习，以免导致营养不良及对消化系统的不利影响。

第五章　餐具用不当，"垃圾"制造厂

用锅不当——在对你的食物"投毒"

在市面上，我们经常可以看见各式各样的锅：不粘锅、铁锅、陶锅，等等，甚至还出现了纳米技术锅。这些"新鲜"的锅让人们不知所措，不知它们各有什么好处，不知该如何选择。

许多专家建议，每个厨房都应该添置几种不同材质的锅，因为锅的材质会因为菜品的不同、烹调方式的不同而对人体产生不同的影响。

那么，我们到底应该怎样正确地选择和使用锅呢？

一、铁锅

这种类型的锅在家庭中是最为常见的。合格的铁锅中不含任何其他的化学物质，因此，不会出现氧化的现象。在烹饪的过程中，如果有溶出物，也是对人体有益的铁。世界卫生专家非常提倡人们使用铁锅烹饪食物，就是因为铁锅可以在一定程度上防止人体出现缺铁性贫血的状况。在烹饪的过程中，铁铲、勺等和铁锅的表面会产生摩擦，再加上调味品对处于高温环境中的铁锅的作用，铁锅的内壁会有一些铁屑脱落，铁屑进入人体后，在胃酸的影响下会形成无机铁盐，从而有利于人体造血。

但需要注意的是，铁锅很容易生锈，铁锈其实就是氧化铁，氧化铁进入人体后会影响肝脏的健康。因此，食物在经过铁锅烹饪后，一定要全部盛出来，不要让铁锅内的食物过夜。此外，用铁锅煮汤是非常不好的做法，这样很容易会使防止铁锅生锈的保护层消失。在清洗铁锅的时候也应该注意少用洗洁精，保护好铁锅表面的保护层。在清洗干净铁锅后，要用干净的布将铁锅表面擦净，以免生锈。若是铁锅内壁出现了一些铁锈，可

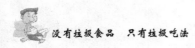

以用食醋擦洗。

二、不粘锅

经研究显示，当不粘锅内的温度达到260℃的时候就会使其中的全氟辛酸铵分解。当然，在炒菜或是用不粘锅煮菜的时候，很难达到这么高的温度，但是如果在不粘锅中煎炸食物，不粘锅的温度很有可能会高于260℃。有很多美味的菜肴所使用的烹饪方法都是煎炸，比如炸鱼、炸鸡翅等，而油可以达到的最高温度是320℃，这样锅中的有害物质就很可能被分解。因此，在煎炸食物的时候，要避免使用不粘锅。

此外，如果用不粘锅炒菜，要使用木铲子，不要用铁铲，否则就会减少不粘锅内壁的不粘涂层的寿命，产生对人体有害的物质。

三、陶瓷锅、砂锅

这类锅具是不能盛放酸性食物的。因为有些陶瓷含有有毒物质——铅。为什么在陶瓷锅内会含有铅呢？有两种情况会导致这种现象的发生，一是涂釉配料的不合格；二是烧瓷器的温度不够高。如果陶瓷锅中含有铅，那么，把食物放入锅中时，铅就会从锅壁表面渗出进入食物中，从而对人体的健康产生不良影响。国家质监部门检查显示，有些陶瓷锅的铅、镉溶出量都不符合标准。经常使用这种不合格产品烹饪或盛放食物，会导致中毒，对身体健康产生很严重的影响。

家中新买了一个砂锅，如果想去除其中的有毒成分，可以在其中倒入一定比例的食醋水，然后放在火上煮开，这样使用砂锅就安全了。在挑选砂锅的时候要注意观察其内壁是否有颜色，有颜色的是不能盛放酒、醋等物质的。搪瓷餐具的外壁是一层珐琅质，其组成部分包含硅胶铝一类的物质，如果表面有瑕疵，这些物质就会摄入食物中，所以，在购买这类产品时，要注意其表面是否光滑平整。

四、不锈钢锅

不锈钢锅的外表非常美观，而且用途很广，但是有些不锈钢锅并没有达到标准，严重威胁到人体的健康。当我们在使用这样不合格的锅时，一些有害物质就会渗出来，少量摄入这些有害物质还不会对人体造成很大的危害，但是长期如此，这些有害物质就会在体内积累起来，当浓度过高时，人体就会受到危害。不锈钢锅不达标的原因通常都是铬超标。毫无疑问，铬是人体所必需的微量元素，在人体的代谢中起着很重要的作用。但是并不是所有的铬都对人体有益，比如六价铬，它是一种致癌金属物，对人体的危害很大。

还需注意，不锈钢锅并不是像它的名字那样不会生锈，如果经常用不锈钢锅烹饪酸性食物或碱性食物，就会使锅中的微量元素渗出。所以，在使用不锈钢锅的时候一定要注意不可长期盛放食盐、菜汤等物质。在清洗不锈钢锅的时候也应该注意不要用碱性很强的化学药剂，比如苏打，否则不锈钢锅就会被腐蚀。

五、铝锅

在用铝锅烹饪美食的时候，不要用金属铲在其中翻炒。铝锅的传热效果非常好，而且使用轻便。但是如果我们不能正确地使用它，就会使其中的铝渗出，进入食物中；而经常大量摄入铝，人的智力、记忆力等都会衰退，很容易让老年人患上老年痴呆症。

另外，如果油的温度很高，铝锅在这种高温的情况下会很容易溶出铝，所以最好不要用铝锅来炒菜。另外，也不要用铝锅来盛放强酸或强碱类的食物，这两类食物可以盛放在玻璃餐具中。

一次性筷子——夹起美味的"毒物"

在当今这个快节奏的社会，饮食也步入了快节奏之中，一次性餐盒、一次性筷子在日常生活中频频出现。一次性筷子对于商贩来说，可以让他们的工作更加轻便，省去了洗筷子的步骤和时间；对于消费者来说，他们在心理上认为一次性筷子更加卫生，不会被传染疾病。其实，这些看似干净卫生的一次性筷子对人体健康非常不利。

很多在外就餐的上班族都乐意使用一次性筷子，认为一次性筷子未经他人之口，是比较卫生的。其实，有不少小工厂为了获取最大的利益，不惜将劣质木材制成一次性筷子。为了让这些筷子看起来更美观、更卫生，所以在制作的过程中，这些小工厂还给劣质筷子增加了一道程序，就是漂白。而漂白所使用的物质就是硫磺。这样一来，二氧化硫遇冷就会存在筷子的表面，等到消费者在使用的时候，二氧化硫遇热就会释放到空气中，

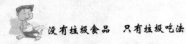

再从鼻子进入人体的呼吸道，引发哮喘、咳嗽等病症，这样的筷子还不如经过消毒的非一次性筷子。

有些人明明知道一次性筷子的黑幕，但是仍旧使用，他们认为至少一次性筷子不会带给自己传染性疾病。其实，劣质一次性筷子给人们带来的危害并不比传染性疾病小。除前面提到的会损害呼吸功能外，劣质一次性筷子对人体的危害还有以下几点：

一、病菌感染

一次性筷子在经过消毒处理后，可以保存 4 个月的时间，4 个月以后的一次性筷子上面很容易就沾满大肠杆菌、黄色葡萄球菌等病菌，如果消费者使用这样的一次性筷子，就很可能感染病菌。

二、损害消化功能

劣质的一次性筷子在制作的过程中不仅使用了硫磺，还使用了双氧水。双氧水可以让筷子更白，但是却有着很强的腐蚀性，食用后，会对口腔、消化道等进行腐蚀。此外，在制作一次性筷子的过程中，还使用到了滑石粉，它可以让筷子更加容易打磨，但是这种物质如果长期大量聚积在人体中，就会引发胆结石。

除此之外，硫磺中还含有很多的铅、汞等重金属物质。这些物质在人体中长期积累就会导致中毒。

劣质一次性筷子对人体的危害非常大，但是很多人工作在外，不得不使用一次性筷子，那么，我们在使用一次性筷子的时候，应该怎样保护好自己的健康呢？可以通过以下几种方法：

一、冲洗

在使用前，先用清水将筷子仔细清洗几遍。

二、检查

在使用前，看看筷子的包装上是否有生产厂家、生产日期、有效期等相关标识。

三、闻气味

打开包装袋，用鼻子闻一闻筷子的气味，如果感觉很刺鼻，就不要使用了。

除了以上方法外，在使用的时候应该注意不要让筷子泡在热汤中，以免二氧化硫遇热释放。

塑料袋盛放热食物——慢性中毒吃出来

在当今社会，我们的生活已经离不开塑料袋了。无论是购物，还是出门在外，塑料袋都成为了我们必备的用品。但是在当下方便快捷的社会里，塑料袋的存在是福还是祸？

在日常生活中，这些一次性的塑料袋到处可见，街道、餐馆、垃圾堆、厨房、厕所等地方都有塑料袋的身影。然而，塑料袋在给人们的生活开启便利大门的同时，也给人们的健康带来了危害。我们平时所使用的透明塑料袋，并不像它的外表那样干净卫生，大部分的塑料袋都是由废旧塑料再加工制成的。这些废旧原料需要被粉碎、高温熔化、重塑，而且在制作的过程中还会添加多种化学物质，如果这些原料没有得到彻底的消毒，还很有可能会携带病菌。况且，很多回收的废塑料可能污染过化学用品、农药等对人体健康有害的物质。这样的塑料袋若是不经过严格处理，就会严重威胁到人体健康。此外，在再生塑料袋中还可能会含有着色剂和其他物质，人们用塑料袋直接盛放食物后，这些物质就会粘在食物上，从而损害人体健康。

所以，我们在生活中应该尽量避免使用塑料袋，如果必须使用，那么，就应该掌握一些识别相对安全的塑料袋的方法，从而减小塑料袋对人体的危害。识别方法主要有以下几点：

一、用眼睛观察

拿到塑料袋的时候，我们可以先看一看上面是否标识着"食品用"。一般情况下，这个标识是很明显的。看完标识后再观察一下塑料袋的色泽，一般带有颜色的塑料袋都是由废旧塑料制成的，最好不要用这种塑料袋来放食物。把塑料袋置于明亮的地方，看看上面是否有异物，若是塑料袋上有异物，那么，一定是由废旧塑料制成的。

二、用鼻子闻闻

拿到塑料袋后，用鼻子闻一闻，若是塑料袋的气味非常刺鼻，那么这种塑料袋就添加了化学物质；若是塑料袋没有让人感觉不舒服的气味，塑

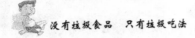

料袋就是合格的。

三、用手撕一撕

质量较好的塑料袋韧性会比较好，用手撕是不会轻易破的，而质量不好的塑料袋由于其中添加了其他杂质，所以轻轻一撕就会破。

四、用耳朵听听

质量安全的塑料袋在用手抓捏的时候会发出清脆的声音；而质量不安全的塑料袋在用手抓捏的时候通常会发出很闷的声音。

化学洗涤剂——洗不净的危害

在当今社会，化学洗涤剂已经成为我们不可或缺的生活用品了。无论是在小吃摊、食堂、小餐馆、大饭店，还是家庭中，我们都可以看到它的身影。其实，在我们以为餐具已经清洗消毒干净时，化学污染正在威胁着我们的健康。

化学洗涤剂含有活性剂，可以降低物体表面的张力，摄入到纤维空隙中，将其内的脏东西挤压出来，这样一来，餐具中的污垢就被清理干净了，但是挤入物体纤维中的化学洗涤剂却是用清水怎么洗也洗不净的。

在生活中，我们还经常会用洗涤剂清洗瓜果蔬菜，但它在洗净了瓜果蔬菜表面的细菌和病毒的同时，又把自己残留在表面了，这些洗涤剂的残留物如果不清洗干净，就会随食物一起进入人体内。

这种化学洗涤剂通过餐具、瓜果蔬菜进入到人体内，其中一部分会进入到血液之中，从而稀释血液中的钙离子，使血液呈现酸性，从而让人产生疲劳的感觉。此外，这些毒素还会影响肝脏的排毒功能，使体内的毒素不能及时排出体外，从而降低人体的免疫力，加重肝病，甚至导致癌症。

化学洗涤剂在进入人体后如果和其他化学物质相互作用，毒性就会翻倍，甚至会诱发癌症。在当今社会，越来越多的人死于癌症，社会进步了癌症却越发猖狂。这是为什么呢？其中主要的原因就是化学产品的泛滥。而化学洗涤剂是人们每天都要接触的，如果使用不当，清洗不净，毒素潜入人体内部，时间长了，量的积累终会导致身体出现各种病变。

所以，在使用洗洁精的时候，要先将其进行稀释，然后多次冲洗餐具。用洗涤剂清洗过的瓜果蔬菜还应放在水中浸泡一段时间，这样可以避免洗涤剂大量残留在食物表面。但是浸泡的时间不可以过长，避免造成果蔬营养价值降低。浸泡完毕后，要用流动的清水冲洗几遍。同时，要戴上专用的手套，以避免洗涤剂对身体造成的危害。

塑料、陶瓷杯盛水——渗出的毒素

人的生命离不开水，人每天都要饮用一定量的水，而杯子是确保饮水健康的重要环节。有不少人喜欢使用塑料杯子，因为塑料杯子不仅价格低廉，还很耐用，掉在地面上，甚至从高处扔下去都不会摔碎。还有一部分人喜爱陶瓷杯子，因为它色彩缤纷，很惹人喜爱。但是这两种深受欢迎的杯子都安全吗？

在塑料杯中一般都会加入一种增塑剂，而在这种物质中含有有毒成分，如果往塑料杯中倒入一些热水，这些有毒的成分就会肆意地渗入水中，从而危害人体健康。用仪器来观察塑料时，会发现其中有很多细小的缝隙，这些缝隙很难清洗干净从而可能会产生细菌。所以，如果没有特殊情况，我们尽量不要使用塑料杯，如果必须使用，至少要选择由质量合格的食用级塑料制成的杯子。

而对于陶瓷杯，也有很多人喜爱，它颜色繁多，纹饰丰富，吸引着人们的眼球，甚至还有人会专门收藏这类杯子。但是在"美丽"的外表下，陶瓷却存在着很大的健康隐患。在陶瓷杯的内壁涂有一层釉，当热水或者强酸、强碱性饮品倒入其中时，杯子"美丽的外衣"就会渗出一些有毒重金属元素，经常用这种杯子喝水，身体就会受到伤害。

其实，在所有喝水用的杯子中，玻璃杯是最好的选择。玻璃杯不仅外表通透，而且还很环保、健康。因为在制作玻璃杯的过程中，不会添加任何化学成分，用这种杯子喝水，不必担忧喝进了化学物质。此外，玻璃杯的内壁光滑，在清洗的时候，脏物、细菌都会被清除，不会给人体带来疾病。因此，用玻璃杯喝水是最有安全保障的。

除了玻璃杯，大家还可以使用搪瓷杯子，因为这种杯子是在高温的环境中制造出来的，有害物质都不会存在其中，所以不会对人体造成伤害。

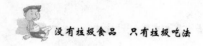

多功能菜板——细菌横生

一桌色鲜味美的饭菜，总离不开一块洁净安全的菜板。俗话说："病从口入"，而做菜的第一步就是切菜，所以，一块干净卫生的菜板是一个家庭饮食健康的首要保障。然而，一块菜板如果多功能使用，既当切菜板，又当切肉板，还在上面切水果和熟食，将不仅会影响食物的味道，还会让人的身体受到伤害。

菜板，在每个家庭都扮演着重要的角色，没有菜板，那么，人们就没有办法生活。有的家庭几十年都使用同一块菜板，长时间在上面切菜、剁肉，菜板的表面已经出现了一条条裂痕。在平时清洗菜板的时候，这些裂痕处是很难清理干净的，很快就成了细菌的安乐窝。而且，在菜板切食物的过程中，细菌和脏物会随水分一同浸入菜板中，只是简单地用水清洗，是不能将细菌彻底消灭的。经研究显示，每平方米的菜板上都存有葡萄球菌25亿个，大肠杆菌45亿个。而且这些细菌会在潮湿的环境中大量繁殖，这样人体就很容易出现疾病。

此外，在同一块菜板上又切生食又切熟食，若是在期间没有及时对菜板进行清洗，就会很容易让熟食沾染到生食中的细菌，从而导致多种疾病的发生。因此，每个家庭中应该准备三块菜板，一个用来切生肉，一个用来切生菜，最后一个切熟食。其中，最好用竹菜板切熟食，因为竹菜板轻便、环保，而且还可以避免细菌滋生。

菜板是否卫生决定着食物的安全和营养。因此，在使用菜板的时候一定要注意做到以下几点：

一、在菜板上切完食物后，要用刷子将菜板上的残余物质清洗干净，并用清水仔细清洗。

二、切完鱼或肉，如果菜板上有腥味，要用洗涤精或者加入盐分的淘米水擦洗菜板，并用温水冲净。千万不要用开水冲洗，因为菜板上残有肉中的蛋白质，蛋白质在受热后会凝结，所以用热水冲洗切过生肉的菜板不仅不会起到灭菌的作用，反而更加不易清洗干净。

三、将菜板清洗干净后，一定要将其放在干燥通风的地方，让菜板尽快变干燥。经常使用的菜板，用过一段时间以后，最好将菜板表层的木屑削下去，将上面的脏东西彻底清理掉。

那么，在清洁菜板的时候可以使用哪些方法呢？

一、醋

切过鱼的菜板往往会有鱼腥味，用清水清洗后也不能消除此味，但是如果在菜板的表面滴上几滴醋，再在阳光下晒一晒，用清水清洗干净后，就不会有这种难闻的气味了。

二、阳光

阳光中的紫外线可以杀死细菌，菜板在使用完毕后，经常放在阳光下晒晒，不仅可以有效地杀死细菌，还可以让菜板保持干燥，防止细菌滋生。

三、开水

在切完食物后，先将菜板表面用刷子和清水清理干净，然后用沸水冲擦一遍就可以消灭细菌了。但是，这种方法不可以在切生肉后使用。

四、盐

每次使用完菜板后，用刀或者其他物品将菜板表面刮净，每隔一个星期在上面撒一些食盐，这样的做法可以杀死细菌，避免菜板裂开缝隙。

五、葱姜

经常在菜板上切食物，时间长了，就容易出现难闻的气味，在这种情况下，用葱或姜在菜板表面擦拭几下，再用开水冲洗，就可以消除异味了。

保鲜膜——有毒的新鲜

随着社会的发展，人们的生活日益富裕起来，几乎每个家庭都有冰箱、微波炉，而在使用这两种电器的时候，总是少不了使用保鲜膜。因此，保鲜膜产业正在逐渐扩大。不仅家庭需要，各种大型的超市也需要保鲜膜，在生肉区、蔬菜区，你都可以看见它的身影。但是面对各式各样的保鲜膜，我们真的能放心使用吗？

现在，在市场上出现的保鲜膜虽然品种繁多，但是构成其主要原料的

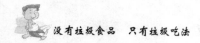

只有聚乙烯、聚氯乙烯、聚偏二氯乙烯这三种物质。比较常见的是由聚乙烯制成的保鲜膜，这种保鲜膜在制作的过程中不会添加增塑剂，所以使用起来比较安全。另一种是以聚偏二氯乙烯为原料的保鲜膜，不仅价格昂贵，制作起来也很困难，所以我们平时很少会看见这种保鲜膜。

而以聚氯乙烯为原料的保鲜膜，使用范围非常广，它对人体的危害主要在于两点：第一点是这种保鲜膜所含的聚氯乙烯单体残留量超标；第二点是这种保鲜膜在制作的时候会添加一定量的增塑剂。添加增塑剂的目的是增加保鲜膜的弹性、透明度，但是这种增塑剂中含有一种对人体伤害非常大的化合药剂，它会影响人体的内分泌系统，导致人体的激素代谢出现紊乱，而且很容易溶入食物，特别是肉类。然而，在超市和商店中，我们却经常看见包裹着保鲜膜的生、熟肉，在它们被罩上保鲜膜的那一刻，这种化合药剂就开始侵蚀肉类了，可以说在我们买回这种肉类的时候，就等于买回了一块毒物。如果把它在微波炉中加热一下，那么，这种有害物质就会更快地渗入食物中，从而对人体造成危害。经常食用这样的食物，就可能会导致乳腺癌、新生儿先天缺陷、精神病等疾病，还会减少男性的精子数量。

另外，聚氯乙烯是非常难降解的，而且在焚烧的时候还会产生氯化氢，缩短焚烧炉的使用寿命，并释放出一种对人体有害的致癌物。

但是，我们的生活毕竟不容易离不开保鲜膜。那么，我们应该用什么方法挑选出安全的保鲜膜呢？

一、用眼看

在货架上挑选保鲜膜的时候，看看在包装袋上，有没有标明使用材质，如果上面写着 PE（聚乙烯）保鲜膜就可以购买，否则就不要购买。

二、用手摸

聚乙烯保鲜膜的黏性不是很好，而且不够透明，轻轻一搓，保鲜膜就会打开；聚氯乙烯保鲜膜有着很好的弹性和黏性，不容易撕开，而且还可能会粘在手上。

三、用火烧

安全的保鲜膜在燃烧的时候，火焰是黄色的，还会滴油，气味正常；聚氯乙烯保鲜膜在燃烧的时候，火焰是黄绿色的，气味呛鼻，不会滴油。

挑选了安全的保鲜膜，我们还应该在使用的时候多加注意。首先，在使用微波炉加热保鲜膜覆盖的食物之前，要看清保鲜膜最大耐受温度；其次，不要在使用保鲜膜的容器中盛放过多的食物，防止食物触碰到保鲜膜；再次，在微波炉中加热食物时，把保鲜膜扎出一些孔隙，这样可以防止保鲜膜破口。

木制碗柜——各种病菌的滋生地

每个家庭中都有碗柜，碗柜是餐具的存放所，而碗柜是否清洁直接影响到我们人体的健康。因此，很多人会每天对碗柜进行清理，但是，这样极力打扫、呵护的碗柜就一定卫生吗？

在我国，大多数家庭所使用的碗柜都是木制的或者用砖块砌成的。而这两种碗柜在使用的时候并不是那么让人满意。特别是在潮湿炎热的夏季和初秋时节，木制碗柜的内壁很容易滋生霉菌、螨虫、细菌等，对人体的健康构成了很大的威胁。如果当你打开碗柜的时候，飘出了一股霉味，那么就要小心使用碗柜中的餐具了。此外，在夏季，各种生物的生长、繁殖都比较活跃，特别是蟑螂，这种昆虫的繁殖能力非常强，而且它们通常会从下水道爬到碗柜中，身上携带着很多细菌和病毒。木制碗柜没有很好的封闭性，所以，这些昆虫很容易爬入其中，把病菌遗留在餐具上，在人们进餐时，病菌就会侵入人体，从而引发多种疾病。

而用砖块砌成的碗柜通常都没有密闭的门，也不能避免昆虫爬到餐具上的可能，所以这种碗柜使用起来也是不安全的。

那么，为了我们的健康，应该使用哪种碗柜呢？答案是消毒碗柜。在湿度和温度都比较高的时候，人们与其大费周章地对碗柜进行消毒，还不如直接使用消毒碗柜。用消毒碗柜将木制碗柜取而代之，既可以省力省心，还可以起到彻底消毒的作用。而且消毒碗柜与木制碗柜相比，还有这些优点：

一、消毒能力强

可以将餐具表面存有的病毒、病菌、细菌等有害物质全部杀死，从餐具上降低了人体患上传染疾病的可能性。

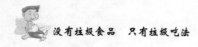

二、密闭性较好

通常情况下，消毒碗柜在关闭的时候不会有缝隙，这样蟑螂等昆虫就不会轻易爬入其中，污染餐具，人体也不会因为感染昆虫携带的病毒而生病了。

三、烘干功能良好

在消毒碗柜上有烘干的功能键，可以让碗柜中的餐具在消毒、清洗后一直处于干燥的状态。这样可以有效的避免细菌在餐具上滋生；霉菌也不会在碗柜内壁滋生。

消毒碗柜虽然使用起来方便又卫生，但是，如果不能正确使用，也会危害到人体的健康。餐具要在仔细清洗后再放入消毒碗柜，还应确保在高温的环境中会受到影响的餐具摆放在低温层，然后再进行消毒。

另外，不要把彩瓷容器放入消毒碗柜中进行消毒，因为在这种容器的彩釉中含有多种重金属有毒物质，在消毒碗柜中进行消毒时，高温会促使彩釉中的有害物质释放出来，从而污染整个消毒碗柜。但是，不是说不能使用这种容器，因为这种容器中的有害物质在正常温度下，是比较稳定的，因此只要在常温下清洗即可。

漆制筷子——重金属毒物吃进来

在远古时候，人们用手抓拿食物吃，随着社会文明的进步，中国人逐渐发明了一种可以代替手拿取食物的工具——筷子。而当今市场更是充满了形形色色的筷子，木质的、塑料的、不锈钢的、竹质的，甚至还有更加奢侈的骨质筷子，这些品种繁多的筷子让人应接不暇。但是这么多种类的筷子，每一种都是安全的吗？

面对市场上各式各样的筷子，我们可能会感到迷茫，因为很少有人会花时间对筷子仔细研究一番。但是筷子是我们每天都要使用的餐具，它会直接接触到我们的口腔，筷子是否安全直接影响着我们的身体健康，因此，我们一定要把好筷子这一关。

喷涂彩漆的木质筷子是绝对不能使用的，因为彩漆中含有一定量的铅和有机苯等物质，它们都具有毒性。此外，在使用的过程中，经过磨损、烫热，筷子上的彩漆会脱落，伴随食物进入口中，从而对人体健康造成一定的影响。特别是小孩子，他们都非常喜爱色彩鲜艳的东西，色彩亮丽的筷子很容易吸引他们，但是小孩子对有毒物质的承受力并没有成年人高，这种筷子会对他们的身体造成更大的伤害。

此外，塑料筷子也应该避免使用。塑料的硬度不够，在高温的环境中很容易变形或熔化，也就是说人们在使用塑料筷子进食的时候，无形之中会吃掉一些有害物质，从而对人体产生一些不良影响。

目前在市场上还有银质、不锈钢等金属筷子，这类筷子很好清洗，在清洗后容易干燥，而且比较安全，是比较受欢迎的一类筷子。但是不足之处就是容易烫嘴，因为金属有着良好的导热性，当金属筷子在夹取烫热的食物时，食物的热量就会传递到筷子上，从而烫到嘴。此外，这类筷子的重量大，用来夹取食物的时候很不方便。

还有一些追求生活质量的人喜欢用骨质筷子，这类筷子有着很好的质感，但是价格较贵，颜色在使用的过程中会发生改变，所以不是实用的筷子。

其实，最健康的筷子应该非木筷和竹筷莫属。当然，在这两类筷子中最卫生的是竹筷。竹筷的原材料是竹子，竹子大多生长在我国南方，其天然无毒无害的特点正好符合现代社会人们所倡导的健康理念。

食品包装袋——向食物释放"毒气"

在我们的生活中，食品包装袋极为普遍。在儿童食品中通常还会装有卡通卡片，这无疑是为了吸引更多的小朋友来购买，而且在我们的观念中似乎认为这是很平常的一件事，事实上，这种司空见惯的做法，使得包装袋中的食品一直承受着有毒物质的侵袭。而经常食用这些食品，人们的健康也会受到影响，特别是儿童。

食品包装袋是现代食品工业中必不可少的一种物品，没有它的存在，食物就无法承受住长时间的运输、储存，所以，对于食品来说，包装袋是非常重要的。但是社会上一些贪婪的人，为了追求更高的利益，使用质量不达标的包装袋，而在这些包装袋中甚至还含有对人体有害的成分，这样

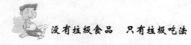

一来，它就会危害人们的健康。

因为塑料的韧性比较强，而且不容易被腐蚀、潮化，所以，在目前的市场上，几乎所有的包装袋都是塑料制品。塑料的种类有很多，比如聚乙烯型、聚丙烯型、聚苯乙烯型等，在这些种类中，聚乙烯和聚丙烯是最安全的，是能够用来包装食物的。大部分聚氯乙烯的塑料包装袋都有毒，如果使用在包装工序中，就会给人体带来不良影响。

那么，为什么不能用这种包装袋呢？因为在对其进行检测的时候，所得到的蒸发残渣指示控制量不高，不能达到安全使用的指标，从而污染食物。这种检测可以反映包装袋在包装醋、酒等液体时所渗出的杂质和重金属有多少，如果包装袋的质量不好，则会渗出大量的杂质和重金属，从而危害人体的健康。另外，在大部分的食品包装袋中都含有一种有毒物质——苯。理论上这种物质会在空气中挥发出去，但如果在生产包装袋后没有留给苯挥发的时间，那么，这种有毒物质就会残留在包装袋中，从而影响食物的品质。

第六章　不经意间，食品变"垃圾"

空腹喝豆浆——不经济的食法

随着人们生活的丰富多彩化，大鱼大肉已经不能满足人们对饮食的追求了，很多人更注重自己如何才能吃得健康。很多健康栏目都在宣传着清晨一杯豆浆的好处，于是，越来越多的人都在努力养成每天一杯豆浆的习惯。但是很多人由于工作繁忙，没有时间烹饪更多的食物，于是空腹喝一杯豆浆就上班去了。但是，这样喝豆浆对身体没有好处。

豆浆本身不仅价格低廉，而且对身体非常有益。豆浆的营养价值是很丰富的，特别是蛋白质，蛋白质能够构建新组织、修补旧组织。可以使人的骨骼代谢得到很好的改善，远离骨质疏松，还能够预防动脉硬化。但是不少人由于工作繁忙，早上做完豆浆后，就没有时间再准备其他食物了，只能空腹喝豆浆。还有一部分人认为豆浆只有空腹喝，才能够更好地被人体吸收。事实上，这种观点绝对是错误的。因为在早上只摄入了蛋白质，就会造成蛋白质的浪费，因为其中的一部分会被作为热量消耗掉。此外，空腹喝豆浆还会让身体中的营养失衡，从而影响消化、泌尿系统。

豆浆虽好，但也不是每个人都能够食用的，患有肠胃疾病或者肾病的患者最好不要食用豆制品。

那么，我们应该怎样避免豆浆变成伤害身体的食物呢？在喝豆浆的时候应该搭配一些含碳水化合物、淀粉的食物，比如面包、馒头等，或者在吃完早饭后再喝豆浆。这样就可以避免蛋白质被作为热量消耗掉，而且还能够在体内酶的作用下得到很好的分解，从而最大限度地促进蛋白质的吸收，使其在人体内发挥出真正的作用。

那么，我们在喝豆浆的时候应该注意哪些问题呢？

一、不能饮用生豆浆或者没有完全煮熟的豆浆，否则就很容易造成腹

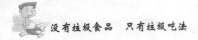

泻、恶心等症状。

二、不要把鸡蛋打在豆浆中饮用，因为鸡蛋清在接触豆浆时，会产生一种很难被人体吸收的物质，造成鸡蛋的浪费。

三、不要在豆浆中添加红糖，因为红糖中的物质会和豆浆中的蛋白质相互作用产生一种影响人体健康的物质。

四、不要用保温瓶长时间存放豆浆，因为豆浆在3个小时左右就会出现变质的状况。

五、不要过量饮用豆浆，如果一次性喝进了很多豆浆，就很可能会导致过食性消化不良症，从而出现腹部胀痛、腹泻等状况。

除了注意以上问题外，喜欢在家中自制豆浆的人们要注意，最好不要将豆浆过滤，因为这样会浪费其中大量的膳食纤维，而膳食纤维对人体的健康非常有好处，可以说是人体的"清道夫"。如果非要过滤，可把豆渣存放在碗中，在做饼的时候，将其和面粉混合在一起做成豆渣饼，这样可以在获得蛋白质的同时补充膳食纤维，让健康更上一层楼。

早餐吃零食——胃真的很"受伤"

在当今社会，随着健康知识的普遍传播，很多人都已经意识到了早餐的重要性，但是快节奏的生活让人们顾及不到早餐，通常会将早餐直接跳过或者用超市买来的零食代替营养的早餐。这样虽然可以节省时间，但是，长久下来，胃部就会很受伤害。

专家表示，早餐缺乏主食，人体就很难获得足够的碳水化合物，长久下来，人体的营养状况就会受到影响。很多人由于工作繁忙，直接从商店中买早餐，这些早餐大多都是零食。这些零食并不能满足我们身体的需求，因为它们大多是由谷物制成的，蛋白质含量很少。此外，零食多是比较干的，人体在夜间已经耗损了很多水分，到了早上，本来就非常需要水，如果又吃比较干的食物，就会影响人体对食物的消化吸收。

专家还表示，早餐太过单一，比如以谷物为主，很可能会影响人一天的学习、工作状态，造成注意力不集中、疲惫等。这是因为谷物中的碳水化合物在进入人体后会让人瞬间充满能量，但是过不了多久人体就会饥饿难耐。当中午到来时，人体的血糖会非常低，因而出现反应不灵敏、无精打采、疲乏等状况。而且太过单一的早餐不能给予人体所需的多种的营养物质。

而且，商店中的零食通常都不是热食，而在早上吃冒着热气的食物才能够更好地呵护"胃气"，以及人体的整个消化系统。因为人在刚刚起床的时候，身体的阴气还没有完全散去，肌肉、神经和血管都还没有完全舒展开，如果在这种情况下食用比较生凉的零食，不仅会使消化系统受到影响，还会使全身出现气血不畅的状况。长期如此，身体的抵抗力就会下降。

所以，早餐不仅要吃，还要吃好，不能随便用零食解决。最好的早餐可以给予我们丰富的营养物质，特别是蛋白质，同时还应该有糖类、脂肪等。工作比较繁忙的上班族不要把"忙"当做不吃早餐的理由，决心吃好早餐一定可以挤出时间。早上可以吃些主食，外加一杯牛奶（一个鸡蛋），少许豆制品，一个水果等。

但是早上最好不要喝酸奶，因为在空腹的情况下，酸奶对胃部会造成一定的伤害。另外，在空腹的时候也不要食用番茄、梨等果蔬。

错误喝牛奶——不养生反伤身

牛奶的营养价值是非常高的，对于人体非常有益，如今，人们的生活条件越来越好了，牛奶这种在西方国家非常盛行的食物也被端到了我国的餐桌上，常常被人们当作早餐。但是，这种非常常见的食物，很多人都不知道怎样正确饮用。饮用方法不当，不仅不会起到增强体质的作用，还会对身体造成伤害。那么，在我们的喝奶概念中，有哪些是错误的呢？这些错误又会对人体造成哪些影响呢？请看下面的介绍：

误区一：牛奶越浓越好

牛奶浓一些，营养就会更丰富，而人体就会得到更多的营养物质。这是大部分人的观念，然而，这并没有科学依据。

在牛奶中少放一些水。多放一些奶粉，使牛奶的浓度高于正常数值，这样就成了浓牛奶。特别是在喂养宝宝的时候，很多家长担心婴儿的营养摄取不足，因此会在牛奶中添加很多奶粉，但这对于婴儿来说，并没有好

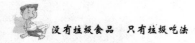

处，会使婴儿出现食欲下降、排便不畅、腹泻等状况，甚至还会导致急性出血性小肠炎。这是因为婴儿的五脏还没有完全发育好，比较"柔弱"，过浓的牛奶加重了五脏的负担。

误区二：牛奶放糖喝

在很多人的观念中，牛奶在加白糖之后，才能够在人体中得到很好的消化。但是并不是糖加得越多就越好，否则就会导致身体肥胖。

那么，在牛奶中应该添加什么糖呢？答案是蔗糖。蔗糖在人体内会转变成葡萄糖，非常利于人体吸收。由于葡萄糖甜度低，导致人们很容易为了增加甜度而添加过量。

不仅在牛奶中添加糖有讲究，在什么时候放糖也是需要注意的。如果想要对牛奶进行加热，那就不要在加热的过程中添加糖，因为在高温的环境中，牛奶中的赖氨酸会与糖发生化学反应，产生对人体有害的物质。所以，牛奶在加热后，应该静置一段时间，在牛奶温热的时候添放糖。

误区三：牛奶中加入巧克力

有不少人都将牛奶和巧克力一同食用，因为牛奶和巧克力都能够给人体提供能量。但是这样的饮食并不健康，牛奶中的钙质非常丰富，而巧克力中却含有大量的草酸，这两种物质相遇会生成草酸钙，使得牛奶中的钙质被白白浪费掉了，而且对人体还会造成一定的伤害。草酸钙在人体内是不能被吸收的，因此，经常在喝牛奶的时候吃巧克力，会造成腹泻，延缓儿童身体发育，还会导致老年人骨质疏松。

误区四：用牛奶喝药

有些人在吃药的时候并不用水，家里有什么就用什么，用饮料吃药，甚至还有人用牛奶吃药，以为牛奶有营养，可以让药物发挥出更好的效果，但是，这样的观念绝对是错误的。用牛奶吃药，牛奶中的矿物质元素会与药物反应，生成一种不能溶于水的物质，从而使药物不能发挥出其真正的药效，不利于人体健康。因此，不仅不要用牛奶吃药，在吃药的前后两个小时之内都应该远离牛奶。

误区五：在牛奶中添加橘汁或柠檬汁

有些人觉得牛奶的口味太淡了，就在其中添加一些橘子汁，这样牛奶的口味就不再单调了，变得酸酸甜甜的。但是这样的喝法健康吗？橘子是高果酸食品，其中含有大量的果酸，当其与蛋白质相碰后，会使蛋白质发生变化，失去对人体的营养作用。牛奶中就含有大量的蛋白质，如果在牛奶中添加橘子汁，就会使其中的蛋白质被浪费掉。

误区六：将牛奶放入稀饭中

婴幼儿由于牙齿还没有得到完全的发育，所以，起初主要的食物就是牛奶、稀饭。有些家长担心孩子只吃稀饭会造成营养不良，于是想出了一个非常好的吃法，就是在稀饭中倒入一些牛奶，以为这样就可以保证孩子补充到充足的营养物质了。其实这种吃法并不好，婴幼儿在进行发育的时候需要从牛奶中获得充足的维生素 A，而稀饭中却含有脂肪氧化酶，这种物质在遇到维生素 A 的时候，会将维生素 A 破坏掉。因此牛奶稀饭一起吃容易导致婴幼儿身体发育不良，抵抗力下降。

误区七：牛奶要经过高温消毒

细菌在 100℃的高温下就会全部被杀死，所以，有些人认为只有牛奶煮开后，其中的细菌才能够彻底清除。事实上，牛奶在 70℃的温度中煮 3 分钟就能够达到杀菌的目的了。若是将牛奶煮开，牛奶中的乳糖很容易焦化，这样的牛奶会增加癌症的患病几率。此外，牛奶在煮开后，其中的钙元素还会沉淀，使其无法被人体吸收。

吃蔬菜的误区——健康偷偷溜走

从小时候开始，家长就告知我们要多吃蔬菜，不要总吃肉。到了现在，我们也总是告诫别人，多吃蔬菜，有益身体健康。但是，你是否知道，不只是吃蔬菜，处理、烹饪蔬菜的方式等都会影响到蔬菜中的营养物质的含量。

现在让我们来看看让蔬菜不再营养的烹调方式和食用方式。

一、久放蔬菜

很多人由于工作繁忙，很少有时间购买蔬菜，到了周末，就会购买一大筐的蔬菜，这样就可以在接下来的一周中不用再买了。这样的做法看起来聪明，但是对于健康来说，是非常不利的。蔬菜在常温中保存一天，就会流失很多营养物质，特别是绿叶蔬菜。如果放置的时间更长一些，营养

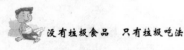

物质损失的就会更加严重。所以蔬菜最好现吃现买，并确保蔬菜放置的时间不要过长。另外，储存的地方应该干燥、通风、阴暗。

二、丢掉了维生素含量最多的部分

人们在对蔬菜进行加工的时候，有时会丢掉蔬菜中最有营养的部分，比如豆芽的豆瓣，有些人觉得豆芽主要食用的是芽，所以就把豆瓣丢掉了；也有一些人在洗豆芽的时候太过"卖力"，将豆瓣全都洗掉了。其实，豆瓣中的维生素是最多的。再比如，很多人在做饺子馅的时候都习惯性地将菜汁挤干，而这一做法，使食物中的维生素流失了很大一部分。

三、用小火炒菜

维生素很怕热，所以有不少人认为猛火炒菜会将蔬菜中的维生素炒没，于是就选择用小火慢炒。事实上，这样的做法是非常不对的，而小火的温度也是很高的，同样会导致维生素的流失。可以用猛火炒菜，在再其中添加一些食醋，维生素流失得会比较少。

四、菜炒好了不立刻吃

有些人在家中闲来无事，喜欢将食物提前烹调出来，然后整齐地摆放在桌子上，等待家人归来食用，这是一幅多么温馨的画面呀！但是长时间放置的蔬菜已经流失了很多营养物质，爱心餐就此变成了"垃圾餐"。所以，饭菜不要提前做，要现吃现炒。

五、先切菜后洗菜

在食堂工作的人都知道，很多蔬菜都是在切完后才清洗的。因为蔬菜太多，这样清洗起来更加省事。但是这样的做法很容易使蔬菜中大量的营养物质被清水冲走。

六、总吃炒菜

大部分人认为，将蔬菜和肉一起炒能够有效控制身体摄入的脂肪量。但是这种观念是错误的，蔬菜和肉一起炒，蔬菜会吸收很多油脂，使人在食用蔬菜的同时也摄取了脂肪。

七、吃素不吃荤

现在有很多人提倡产生不利的素食主义，拒绝食用肉类，但是这样会使人体难以获得全面的营养物质，对人体健康有影响。首先素食主义者不能摄入胆固醇，而每天摄入适量的胆固醇，能够让人远离癌症；其次，只吃素食，会使人体缺乏维生素 B_2 和蛋白质，蛋白质不足，容易导致消化道肿瘤；最后，不吃肉类，还会导致缺锌。所以，每种食物我们都应该吃一些，以免使身体出现疾病。

错误的喝水方式——不知不觉毁掉健康

人的生命离不开水，但是很多人都不会正确喝水，而且每天都在重复这些错误的做法。当然，人们一般是不会注意到自己的饮水方式是错误的。有些人认为，就算喝水的方式是错误的，但也补充了水分，所以没必要在意那么多。事实上，不恰当喝水会对身体造成不小的危害。

装在杯中的水看起来透明纯净，但是其中并不乏对人体有害的物质。不管喝饮水机中的水，还是喝塑料瓶中的水，只要方式错误，都会对身体造成不良影响。现在来看一看你们错误的喝水方式有哪些。

一、饮用刚刚烧开的水

在我国，无论是哪个年龄段的人，都喜欢饮用烧开过的水，这习惯本身没什么问题。但是水刚刚开就饮用，很容易让人体聚积致癌物。在城市中可饮用自来水都是经过消毒的，而自来水所使用的消毒液都是经过氯化的，氯在水中一旦遇到有机物，就会生成氯仿等具有致癌作用的物质。

所以，喝水不要着急，接完自来水后，放在一旁静置一会儿再开火烧水；当水快要沸腾起来时，将壶盖敞开；水开后，多让它沸腾一会儿再熄火。这样的白开水就安全了。

二、喝从不清洗的饮水机中的水

随着物质生活越来越丰富，每个家庭几乎都配备了饮水机，而在公司、公共场所中，饮水机的身影也经常出现。但是很多家庭、公司都没有对饮水机进行定期清洗的习惯。这样一来，经过净化的洁净水就遭受到了严重的污染。有人会奇怪，饮水机中的水是不与外界接触的，怎么会遭到污染呢？其实，当你打开接水开关时，空气就进入到饮水机中了。空气中存在很多微生物和尘埃，当然会将饮水机污染。人经常喝这样的水，就有可能将病菌喝进体内，从而出现腹泻等症状。所以，在家庭中的饮水机最好一个月洗一回，而对于办公室、公共场所中的饮水机，应该适当增加清

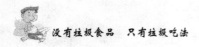

洗的频率。

三、总喝瓶装水

近些年，瓶装水以其低廉、利于携带等优点赢得了人们的宠爱，很多人在出门游玩、旅行的时候都喜欢带很多瓶矿泉水。但是瓶装水潜藏的危害并不少。

瓶装水所使用的瓶子是塑料制成的，一旦在阳光下暴晒，或者接触温度较高的食物，瓶子就会释放出有害物质，污染到水，进而对人体造成伤害。此外，没有一次性饮完的瓶装水也会带有大量病菌，是非常不健康的。所以说出门在外，还是应该用质量好一些的瓶子装水。

四、总喝千滚水

什么是"千滚水"？就是经过很多次沸腾后的水。现今社会，很多家庭中都有电热水壶，在想喝水的时候，烧一壶就可以了，但是一壶水总有剩下的时候，水凉了再烧一遍，就这样，水经过反反复复的加热，产生了对人体有害的物质。

五、渴了才喝水

大部分人都对喝水没有足够的重视，不渴的时候绝对不喝水。事实上，当你感到口渴的时候，身体中的水分已经流失了很多。有人认为，在口渴的时候才喝水没有什么不对，不渴喝什么水。其实，人喝水不仅仅是为了消除口干舌燥的感觉，还是为了身体健康。体内没有充足的水分，血管中的血液就不能进行很好的循环，还会使血液的浓度增加，从而导致心脑血管疾病。因此，我们应该将水看成一种"保健品"，时不时喝一些，身体就会更健康。

六、每天喝水太少

很多人在工作繁忙的时候，都会意识不到自己已经渴了，需要补充水分了，即使意识到了，也总想着忙完了再喝。喝水少对身体的危害非常大，特别是对肾脏和膀胱。另外，不要指望靠食物补水，虽然很多食物中都含有一定的水分，但是光从食物中摄取水分是远远不够的。每天补充充足的水分能使人心情愉悦、维持体重。

七、早上起床后不喝水

对于人体来说，清晨的第一杯水等同于观音玉净瓶中的一滴甘露，可以滋润人体的每个角落。人在夜晚休息的时候，身体依然在进行着新陈代谢，因此消耗掉了大量的水分，而体内也存有很多污物。清晨一杯水，不仅能够补充水分，还能够清洗胃肠道中的污物，使人恢复正常的血液循环。而清晨不喝水，人体的血液就会变得非常黏稠，对于心血管疾病患者来说，是非常危险的。

八、吃咸了喝饮料

人们在吃了含有高盐分的食物后，经常会感觉到口渴，在这个时候，有些人拿起桌边的饮料就喝，殊不知，多数饮料中含有大量的糖分，而太甜的食物也会使人口渴，因此，在吃咸了后喝饮料会加重口渴的感觉。正确的做法是吃了过咸的食物后马上喝些水，最好是纯水或柠檬水，尽量不要喝含糖饮料和酸奶。

九、睡前不喝水

人在入睡的时候，会消耗不少水分，如果在睡前不喝水，次日清晨，体内血液的浓度就会变大，从而加重心脑血管疾病的患病几率。所以，在临睡前喝一些水，对于身体是十分有好处的。但是需要注意一点，睡前饮水量不能太大，特别是老年人，喝一两口就可以了。

常吃菜汤泡饭——咀嚼肌萎缩了

有不少人在吃饭的时候都喜欢在米饭中倒些菜汤，这样可以让饭更加有滋味，而且还可以提高食欲。特别是儿童，一旦养成了泡汤吃饭的习惯，不泡汤就不吃饭。但是，这样的饮食方式并不值得提倡。

同样是吃饭，为什么泡汤就不行呢？这是因为当我们在进食的时候，会在口腔中进行初步加工，牙齿就是粉碎工具，对食用进行切磨，将不好消化的大块食物逐渐磨成利于肠胃消化的碎颗粒；与此同时，唾液腺还会分泌大量的唾液，舌头在这时就充当搅拌勺的角色，使食物充分地与唾液接触、混合。当唾液充分包裹食物后，唾液中的淀粉酶就会与食物中的淀粉发生反应，将淀粉转化成麦芽糖，从而有利于肠胃对其进行进一步的消化吸收。此外，当舌头在口中对食物进行搅拌的时候，食物的味道会渗入舌头上的味觉神经，味觉神经在感受到味道后就会传达给大脑，大脑接收

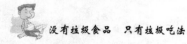

信息后便会向胃、胰脏下达准备命令，随后胃、胰脏就会准备好消化液，随时消化食物。

但是汤泡饭却打乱了人体消化的步骤：米饭在菜汤的作用下会变软，人在食用的时候就会忽视对米饭的咀嚼过程。米饭没有得到充分的咀嚼，口腔中的唾液就无法充分分泌，那么，在舌头对食物进行搅拌的时候，唾液就不能将食物包裹起来。另外，淀粉酶的浓度也会被菜汤稀释，再加上食物快速流入胃中，味觉神经就没有完全感受到味道，大脑就接收不到信息，也就无法传达命令，胃就不能做好消化食物的准备，所以分泌的胃酸很少。这样人体消化的程序就被打乱了，时间长了，胃部就很容易出现疾病。

吃汤泡饭对儿童的伤害更大，因为儿童的身体还正在发育的过程中，消化能力本身就没有成年人强，而经常进食汤泡饭，肠胃对食物的消化吸收就会不充分，而且咀嚼功能也会受到影响。此外，经常食用汤泡饭，儿童在进餐的时候就不会细嚼慢咽，从而养成狼吞虎咽的不良习惯。

除了儿童外，患有痛风和心脑血管疾病的人也应该少吃汤泡饭，特别是肉汤泡饭。因为肉汤中的嘌呤含量比较高，还含有大量的食盐和脂肪，经常食用会加重病情。

如果你已经养成了吃汤泡饭的习惯，想要戒掉也是很容易的，方法就是饭前喝汤。饭前喝汤可以让口腔得到充分的湿润，并在一定程度上刺激味蕾，提高食欲。不仅如此，饭前喝汤还有利于食物的咀嚼和吞咽，而且还可以使胃做好分泌胃酸的准备，从而利于食物的消化。但是饭前喝汤要控制好量，太多的汤水会稀释消化液，从而影响消化能力，造成消化不良。

第七章 食品厂和社会"污染"将食品"垃圾化"

罐头食品——儿童的"毒药罐儿"

现代人的生活节奏比较快，在很多时候，都会用罐头来解决自己的正餐。有些家长因为工作忙而在家中储存了各种罐头，让没有中午饭吃的孩子食用。然而，家长的这种做法实际上是把自己的孩子推向了疾病的边缘。

罐头的保质期非常长，食用方便，而且价格低廉，人们花较少的费用就可以吃到反季节果蔬。罐头食品可以说在某种意义上是集多种优点于一身的食品。可事实并非如此。

在市面上销售的罐头品种多样，但是制作工艺都大同小异。为了让罐头中食物的颜色更加漂亮，保质期更长，大部分工厂都会在其中加入一些食品添加剂，这些添加剂的毒性虽然都很小，但是对于身体正在生长发育的儿童来说，危害还是很大的。

正在发育的儿童，体内的脏腑功能还不完善，其中就包括肝脏的解毒功能。若是经常食用罐头，罐头中的少量毒素不能及时化解的话，逐渐积累就会威胁到儿童的身体健康。此外，在水果罐头的汤水中含有很高浓度的糖分，若是儿童经常食用，体内就会聚积很多糖分，这些糖分会经过一系列反应转变成脂肪，时间长了，儿童就会发胖，甚至出现多种疾病。经过研究发现，由于儿童体内所分泌的胰岛素比成年人要少很多，儿童如果长期食用糖分过多的罐头食品，出现糖尿病的概率就会高于食用等量罐头的成年人。

不仅罐头食品中的食物会对儿童造成很大的危害，罐头封口用的焊锡也会威胁儿童的健康。因为在焊条中含有大量的铅，在食物存放的过程中，会慢慢渗入食物当中。此外，制作罐头的过程也不完全是卫生、安全

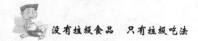

的，细菌很有可能会在密封前就已经进入到了食物中。在密闭的空间中，细菌会肆意繁殖，对食用者的身体构成极大隐患。

而且，罐头食品并不像很多人想象的那样营养丰富，因为，在罐头的制作过程中，会经过超高温灭菌，罐头长时间处于高温环境中，其中的一些营养物质就会受到一定程度的破坏，特别是维生素。维生素 C 会流失 45％左右，维生素 B_1 会流失 60％左右，维生素 A 会流失 25％左右，维生素 B_2 和维生素 PP 也会流失一些，而这些维生素对于儿童的发育都会起到一定的作用，尤其是维生素 C，对于儿童的发育来说，是必不可少的。

这样看来，儿童还是少吃一些罐头吧，成年人也应该少量食用。话虽如此，但还是会有些嘴馋的人抵挡不住罐头的诱惑，那么，这就需要我们在控制食量的基础上仔细挑选罐头了。

我们在超市中选购罐头食品的时候，要观察罐头的顶部，如果罐头的质量合格，那么，顶部就会有些凹陷；如果顶部有些凸起，就最好不要购买了，这种情况通常是罐头内的食物变质了，产生的气体将瓶盖顶起来了。

腌制食品——带着包装的致癌物

在我们的身边，有很多人喜欢吃腌制食品，因为它们能够勾起人们的食欲。但其实腌制食品对我们的身体健康弊大于利。

腌制食品不都是以咸为主的食物，也有辣、酸，比如辣白菜、泡椒、酸黄瓜等。研究表明，长期食用腌制食品会引发很多疾病。专家表示，在腌制的食物中存有非常多的霉菌，而这些霉菌也经常会出现在腌菜的坛边上，它们在繁殖的过程中会产生大量毒素，而其中的一种毒素，完全可以引发食道癌。

而且，在腌制食品中还有另外一种物质——亚硝酸胺化合物，这种物质可能会导致癌症的发生。在某种酸性的环境中，硝酸盐或者亚硝酸盐会与二级胺发生化学反应，产生亚硝胺。这种物质会让人或动物体内的某些部位发生癌变，诱发诸如食管癌等症。

在我国的某些地区，人民非常偏爱腌制食品，而这些地区正是食管癌的高发区。日本的癌症发病率比较高，经过分析发现，这种现象与日本人喜食腌鱼有一定的关系。

在腌制蔬菜的坛子中，存在着多种细菌，它们可以促进大量的亚硝酸盐的生成，比如大肠杆菌。当细菌在分解亚硝酸的时候，会产生乳酸等多种酸性物质，而这些物质又会分解出大量的亚硝酸盐。亚硝酸盐在进入人体后会将血液中携氧的物质氧化，从而使其丧失携氧功能，导致组织缺氧，引发胸闷、气短等症状。

如此看来，想要远离癌症，我们应该少吃一些腌制食品。但是，总有些人控制不住自己的嘴巴，那么，我们怎样将腌制食品对人体的危害降到最低呢？最好的办法是自己动手制作腌菜，不要到超市去购买腌菜成品。在腌菜的过程中应该注意以下两点：

一、腌菜前

在腌菜前，应该选购一些新鲜的蔬菜，并在阳光下晒一段时间。

二、腌菜时

把蔬菜装进坛子中，要注意把坛子装满，再放入足够的食盐，然后封闭严实。

在食用腌菜的时候，可以搭配食用一些大蒜，或者在吃完腌菜后喝一杯茶，这样就可以降低腌菜过程中产生的毒素对人体的伤害，还可以阻碍亚硝酸盐转化为亚硝胺，从而让我们远离癌症。

方便类食品——有热量没营养

现今很多人经常食用方便类食品，特别是上班族，因为工作繁忙而没有时间为自己准备营养的正餐，通常就用方便类食品来代替自己的正餐。方便类食品可以说是他们的救星，不仅省去了烹饪菜肴的时间，还为自己争取了工作的时间，而且还不用每天费尽心思考虑吃什么。但是，经常用这些方便类食品填饱肚子，很可能会让身体状况越来越差。

食用方便类食品多的主要是学生和上班族，学生的身体还没有得到完全的发育和成长，方便类食品并不能给他们提供充足的营养物质，这样久而久之，食用方便类食品的学生就会出现缺锌、缺钙等状况，从而导致大脑发育不完全、身体又矮又瘦。而上班族每天都在耗费大量的精力和脑力工作，他们需要营养来支撑身体的正常运行，可是方便类食品只能满足他们的胃，不能满足身体对各种营养的需要，经常食用这类食品，上班族的身体很快就会支撑不住，精神一天不如一天，从而使自己的事业受到影响。造成以上结果的原因就是方便类食品没有全面、充足的营养物质，比如方便面，一袋方便面中含有一个面块、一袋调料包和一袋酱料，其中只含有碳水化合物、食盐、味精以及调味汁，而缺少蔬菜。虽然有些方便面的调料包中含有脱水蔬菜，但是量少，根本就无法满足人体对维生素的需求。此外，在方便面中还缺少人体每天所需要的蛋白质、脂肪、矿物质等；也没有纤维素，长久食用会导致便秘。调查显示，在经常吃方便面的人群中，有大部分人出现了营养不良的状况，有一半左右的人患上了缺铁性贫血，还有部分人群患上了维生素 B 缺乏症、缺乏维生素 A 引发的疾病等。

方便类食品不仅不能够给人体提供每天所必需的营养物质，还会对人体造成伤害。因为在有些方便类食品中含有一些对人体有害的成分，比如防腐剂等；而且很多方便类食品中还含有大量油脂，这些油脂在储存的过程中很可能被氧化，进入人体后会使体内的酶系统受到影响，长期食用，就会导致人体提前衰老。

虽然方便类食品对身体有害，但是上班族在工作繁忙的时候总是避免不了要食用这类食品，那应该怎样减少这类食品对身体的伤害呢？

方法只有一种：如果在一天中的一餐食用了方便类食品，那么另一餐就应该多食用一些蔬菜或水果、豆制品、肉类等营养物质。这样就可以在一天之中摄取足够的、全面的营养物质。

另外，有些人最好不要食用方便类食品，这些人包括消化不良的人群、学生、孕妇、产妇，特别是孕妇，食用方便类食品不仅会影响自己的健康，还会对胎儿造成一定的伤害。

汽水、可乐等饮料——色素香精水

在炎炎夏日，我们通常会买瓶汽水或者可乐给自己降降温。汽水、可乐都属于碳酸饮料，虽然价格与果汁的差不多，但是其中的营养却没有果汁高。碳酸饮料是充入了二氧化碳气体的一类饮料，口味多种多样，深受年轻人青睐。但是，长期饮用带给我们的身体伤害却是很大的。

在我们的生活中，有多种类型的碳酸饮料，其中包括果汁型、果味型、可乐型等。果汁型的就是在碳酸饮料中添加了一些果汁，这些果汁都是由新鲜的水果榨出来的，其中含有多种维生素、矿物质等营养物质。

而果味型的碳酸饮料，虽然在名称上只与果汁型的碳酸饮料有一字之差，但是营养成分却是大相径庭。果味型的碳酸饮料是由香精勾兑出来的，不管是颜色、口味，还是包装都和果汁型饮料相仿，但是却没有什么营养价值。

在可乐型碳酸饮料中含有各种各样的果香，口感独特。另外，还有一些低热量的碳酸饮料，其中的糖分很少，可以适量喝一些。

那么，在碳酸饮料中，究竟是哪些成分在危害着人体的健康呢？

一、二氧化碳

在所有的碳酸饮料中都含有二氧化碳，所以在饮用的时候会感觉非常刺激。可如果经常大量饮用这类饮料，就会对人体的消化系统造成影响。这是因为碳酸饮料中的二氧化碳会对人体内的有益菌种起到抑制作用。另外，一旦饮用过量，饮料中的二氧化碳就会让人腹胀难受，造成食欲下降、肠胃功能紊乱。

二、糖分

碳酸饮料不仅会给人清爽、刺激的感觉，还能够让人品尝到甜味，但是这种甜味来自甜味剂。经常饮用这类饮料，不仅会造成肥胖症，还会加重肾脏的负担，增加糖尿病的患病几率。对于糖尿病患者而言，更不能经常饮用这类饮料。

三、磷酸

在买回碳酸饮料后，观察一下包装，你就会看见磷酸这个成分。一般没有人会去注意这个问题，但是磷酸在进入人体后会逐渐损害骨骼，长期饮用这类饮料，就很可能会面临骨质疏松的危险。人体需要各种元素来维持机体正常运转，但是其中的某一种元素过量了，对身体就会产生影响，而磷酸过量后会阻碍人体吸收钙质，使钙减少，磷增多，使青少年发育迟

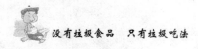

缓，还会造成中老年人骨质疏松。

功能性饮料——错误饮用伤"心"

在天气非常炎热的夏季，各种饮料便畅销起来。在市场上，不仅有果汁饮料、汽水、可乐，还有功能性饮料。这类饮料的种类也非常多，有提神的、补脑的、补充体力的等，而它们的功效也被商家们描述得很不切实际，小小的一瓶饮料真的有如此大的功效吗？

科学研究认为，所谓的"功能性饮料"，虽然含有大量的糖分、维生素B、氨基酸，但是之所以能够对人体起到提神醒脑的功能，是因为其中含有大量的咖啡因或是钠元素和钾元素，经常饮用这类饮料，不仅不能对人体起到很好的作用，还会对人体造成伤害，特别是对心脏产生不良影响。一些运动饮料中含有电解质，刚刚做完运动的人喝完这类饮料，身体疲劳状况就能够得到一定的缓解，但是如果没有运动就饮用这类饮料，会增加人体的负担。

不同种类的功能性饮料的功能是不同的，对人体产生的作用当然也会不同。如果没有对自己的身体状态有一个很好的判断，没有针对性地喝这类饮料，不仅不能让饮料发挥其功能，而且很有可能会伤害到自身的健康。比如，功能性饮料中含有咖啡因这种物质，会对人体的中枢神经造成一定的刺激，小孩子是不能饮用的。

此外，功能性饮料的饮用还要依据时间，不能在恰当的时间饮用，也会伤害到身体。比如，有些功能性饮料具有提神的作用，如果人们在临睡前过量饮用的话，就会影响睡眠质量，次日醒来就会出现不适感。

如果患有心脏病和高血压的人士饮用功能性饮料，其中含有的大量钠元素就会导致心脏负担过大，血压上升。而对于身体非常健康、没有疾病。也没有大量运动的人来说，喝功能性饮料是不能体会到这类饮料的效用的。也就是说，一般正常人是没有必要喝功能性饮料的。

目前，在市场上销售的功能性饮料品种很多，而对其并没有一个衡量的标准，这类饮料中所添加的成分与其他饮料有很大的差异，所以一般人都不要随便购买饮用。对于体能消耗比较大的人来说，可以适当喝一些，但是在购买的时候要特别注意以下几点问题：

一、查看包装上的成分表，看看其中是否含有大量的电解质，比如钾、钠等元素。含有大量电解质的功能性饮料品质才比较好。

二、看看其中是否含有大量的维生素 C，维生素 C 的作用在于为人体补充营养。作为功能性饮料，必须具有这种营养物质。

三、看看其中所含有的糖分是否超标，饮料中的糖分太高会阻碍营养物质的吸收，从而使饮料达不到预想的效果。

冷饮——寒气刺激你的胃

雪糕、冰淇淋等冷饮都是众多年轻人所喜爱的食物，特别是在夏季，出去游玩或是逛街的时候，都会买一两根雪糕给自己降降温。还有很多家庭会一箱箱地批发雪糕，把雪糕存满冰箱。其实，雪糕在给我们降温的同时，也在伤害着我们的身体，

有些人在运动之后，用很快的速度就解决掉了一根雪糕，吃完后就会感觉身体的毛孔全部张开，额头两侧和眼部周围还会非常疼痛，其实，这是因为雪糕太凉，刺激了头部神经。快速吃雪糕等冷饮，会造成食道血管收缩、口唇泛青、全身抖动、呼吸急促等。另外，这样的饮食还会刺激胃部，使胃部痉挛，出现呕吐、腹泻、腹痛等症状。如果一次性食用了大量的冷饮，还会稀释胃液，妨碍其他食物的消化吸收，并加强肠道蠕动，影响食物的吸收，从而影响人体的健康。所以，人们应该少吃、慢吃冷饮，尤其是本身患有肠胃疾病的人，更应该离冷饮远一些。

依中医理论，夏季虽然是一个炎热的季节，但是人体内阳气并不多，反而阴气较重。患有虚寒性疾病的患者，比如关节炎患者，他们在日常生活中对寒冷一直都比较敏感，如果在夏季食用雪糕等冷饮，就会让体内的阳气耗损，从而加重病情。

还有专家表示，当人大量流汗的时候，不要马上食用雪糕等冷饮，因为在这种情况下，人体的温度很高，咽部也处于充血的状态，如果在流汗时马上食用冷饮，就会让食道、肠胃瞬间受到刺激，从而出现腹泻、呕吐、腹痛等症状。所以，在剧烈运动后，把身上的汗水擦干，喝一杯温水

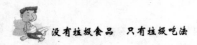

或者茶水是最好的。如果想吃冷饮，不妨让自己身体的温度降一降再说。

在炎炎夏季坐在冷饮屋中享受一大碗冰淇淋确实是非常享受的，瞬间感到身体就热意全无，十分凉爽了。但是吃雪糕等冷饮的时候，要提醒自己冷饮的危害，控制进食冷饮的量，不要让我们的健康也随着冷气蒸发掉。

透明美味的皮蛋——美丽有毒

皮蛋的别名是"松花蛋"，外表和正常的鸡蛋毫无差别，剥开蛋皮，就会看见色泽透亮的墨绿色椭圆球体，十分诱人。放入口中，蛋清爽滑，蛋黄细腻，别有一番风味，也正因为如此，皮蛋受到了很多人的青睐。但是在皮蛋美丽的外表下却隐藏着毒素。

有人可能会问：皮蛋是我国比较传统的一种美食，我们的祖先已经食用很久了，为什么以前没发现有毒呢？这是因为皮蛋的毒性并不是很大，少吃不会导致中毒，而我们的祖先也不可能顿顿都吃皮蛋，所以不会出现中毒事件。而且就算有人中毒了，以当时的科学水平来看，也很难得知导致中毒的是皮蛋。随着科学的进步，通过分析、检查就可以得知皮蛋确实有毒性，而且是重金属铅毒。

在制作皮蛋之前，首先需要用茶叶或石灰将鸡蛋或者鸭蛋包裹起来，然后进行腌制，在腌制期间，茶叶中的茶多酚、鞣酸、氢氧化钠就会渗入蛋中，使蛋黄中的蛋白质分解、发生变化，从而使营养成分少于鲜蛋。此外，如果使用传统的方法来制作皮蛋，还需要在其中添加氧化铅粉剂，这样，皮蛋中的含铅量就会很大，经常食用当然会引起中毒。

随着人们健康意识的提高，人们在挑选皮蛋的时候都会选择无铅松花蛋，以为这样的皮蛋吃起来更安全。事实上，无铅皮蛋中也是存在铅的，即使成人食用不会有大碍，小孩子也还是不吃为妙。那么，为什么无铅皮蛋还是存在铅呢？其实，准确来说，"无铅皮蛋"应该叫做"少铅皮蛋"，只是说明它的含铅量在国家的允许范围内。

在现代加工皮蛋的过程中，需要在蛋体上包裹一层添加了石灰、黄丹粉、纯碱等的混合物，经过 14 天的腌制，就可以制成皮蛋。而其中的黄丹粉其实就是氧化铅，在它的作用下，皮蛋的纹理才会更加漂亮。但是这样的处理必定会使皮蛋受到铅的污染。

"无铅皮蛋"虽然含有的铅量微乎其微，但是对于小孩子来说，也是存在危害的，儿童在食用皮蛋后，铅会充斥在肺脏、脑部、肾脏等组织和红细胞中，还会导致骨骼、牙齿中的钙质流失。长期食用，会造成食欲不振、智力发展障碍、骨骼发育不良、肠胃炎等。

除了小孩子不能大量食用皮蛋外，成年人也要食之有度。检验显示，一个看起来非常干净的皮蛋外壳上会有上百万的细菌，而一个不卫生的皮蛋外壳上则会存在几亿个细菌。因为蛋壳并不是完全密封的，上面存在着很多的孔隙，一旦细菌侵入蛋内，皮蛋就会受到污染，人在食用后就会出现不适感，甚至中毒。这些细菌主要包括沙门式杆菌，在进入人体后，会破坏肠迹膜，裂变后还会产生具有很强毒性的物质，导致人体中毒。

如果剥开皮蛋后，看到的是褐色的，而且摸起来很有弹性，那么，这个皮蛋的质量就是比较好的，而且没有受到细菌的污染。如果皮蛋在剥开后，呈现出的颜色非常浅，而且很容易松散，这样的皮蛋很可能已经受到了细菌污染，最好不要吃了。

饼干类食品——油大糖多没好处

走进超市，你就会发现，各种口味、各种形状的饼干类食品陈列在货架上，有牛奶口味的、香葱口味的、草莓口味的等，这类食品的出现丰富了儿童的零食，但是却把危害也带给了他们。

如果人们经常食用含糖量较高的食物，就会对健康造成很大的不利影响。各种饼干中都含有大量的糖分，但是人们却经常把饼干当成早餐，甚至提前购买了一个星期的饼干，每天都更换不同的口味，这样无疑是将自己推向了疾病的边缘。

饼干中的大量糖分在进入人体后，不仅会耗损体内的维生素、矿物质，还会让人产生饱腹感，妨碍其他营养物质的摄入。经常如此，就会导致发育不良、肥胖等病症。

另外，营养学家表示，小孩子经常大量吃过甜的食物，很容易出现骨

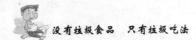

折的状况。根据营养调查发现，过多的甜食在进入人体后会减缓血液循环，还会降低人体的免疫力，若经常过量食用，人体内的碳水化合物与脂肪代谢就会出现异常，胰岛素大量分泌，进而导致内分泌系统出现异常，最终出现心脑血管疾病、佝偻病、肥胖症、视力下降等病症。

营养学家认为，每个人每天食用的糖分应该控制在 100 克以下。但是对于喜欢食用甜食的儿童和女性来说，他们每天也许都会食用多于 100 克的糖分。所以，应该控制住自己的嘴，少吃饼干、蛋糕之类的甜食。

事实上，饼干给人类带来的危险因素不仅仅是糖，还有反式脂肪酸。你知道饼干为什么吃起来这样香酥甜美吗？其实秘密就在反式脂肪酸上。反式脂肪酸被人们称为人造脂肪，在进入人体后，会使血液更加黏稠、更容易凝聚，从而增加了血栓的患病风险，并且还会使血液中的"低密度脂蛋白"含量大大增多，"高密度脂蛋白"的含量大大减少，从而导致动脉硬化等疾病。此外，反式脂肪酸还会削弱人体的免疫力、阻碍婴儿和儿童的成长、妨碍中枢神经系统的发育。

因此，在选购饼干的时候，应该注意观察包装袋，若是在饼干的配料中看到了起酥油、植物奶精，或者植物奶油、氢化植物油等文字，那就要小心了，因为这些文字意味着，饼干中含有反式脂肪酸。

人们经常把饼干当作早餐、零食，因为它不仅可以满足人们的舌头，还能够为人体提供需要的能量。但是其中的脂肪含量过多，每天吃一些，不久你身上的"游泳圈"就出来了。

在最近几年，市场上出现了一些粗粮饼干、纤维饼干等新型饼干，向人们宣传"无蔗糖、高膳食纤维"，看起来非常健康。但是专家表示，虽然这类饼干中含有大量的纤维，但是考虑到其中含有大量的油脂、糖分等物质，还是少吃为好。

所以，不管是什么饼干，偶尔吃一次解解馋就可以了，千万不要只用它当早餐。

白馒头——增白剂可能是"功臣"

近些年来，在市场上出现的馒头个个都粉白如玉，看上去非常诱人。

但是这样诱人的馒头并不像它的外表看起来那样安全，因为里面添加了增白剂。增白剂可以给馒头"美白"，还可以使馒头的表皮光滑，让整个馒头看起来又白又大，吃起来也觉得很嫩。但是经常食用这样的馒头会让人离健康越来越远。

增白剂通常会添加在面粉中，而用这种面粉制作出来的馒头是没有任何营养的。因为增白剂添加到面粉中后经过氧化会释放出氧原子，继而破坏面粉中的色素，比如胡萝卜素，这些色素都是有颜色的，这样一来面粉就由淡黄色变成了白色。另外，经过增白的面粉更容易保存，其中的过氧化酸钾在经过分解后产生了苯甲酸，它可以将面粉中的细菌、虫子消灭掉。

那么，当面粉制成馒头后，增白剂会消失吗？答案是否定的。增白剂中含有一种过氧化物——过氧化苯甲酰，这种物质会在面粉中分解成苯甲酸，用这样的面粉制成馒头，馒头中也会存有苯甲酸，人在食用后，就会对机体造成伤害。

有些苯甲酸在人体中会与甘氨酸发生化学反应，生成马尿酸，从而随着尿液排出。而其余的苯甲酸会在体内与葡萄醛酸发生化学反应使毒性消失。这样看来，苯甲酸是不会在体内停留的，对人体也造不成伤害。但是大家应该注意一点，苯甲酸之所以能在体内解毒，主要是因为肝脏的解毒功能。如果一个人的肝脏功能不是很好，而又食用了含有增白剂的馒头，那么苯甲酸就不能在体内完全分解，从而对肝脏造成伤害。而且，增白剂在添加到面粉中后，很多营养物质都遭到了破坏，尤其是胡萝卜素。而胡萝卜素的消失还会影响维生素 A、维生素 E、维生素 K、维生素 B_1 等营养成分的吸收，因此，从营养方面来看，使用增白剂的馒头的营养价值要远远低于没有使用增白剂的馒头。

如果增白剂的用量比较小，那么对于正常人来说，是没有太多伤害的；但是有一些食品加工厂滥用增白剂，往往会造成面粉中的增白剂超标，而过量食用增白剂对人体的伤害就不仅仅是营养方面的问题了。经常食用由这样的面粉制成的馒头，苯甲酸就会慢慢侵蚀你的身体，特别是对肝脏造成的损害更大，而那些肝脏功能本身就不强的人，身体就会出现更多的安全隐患。

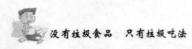

生活在这样的环境中，我们怎样才能吃到健康卫生的大馒头呢？主要有以下辨别方法：

一、看一看

没有增白剂的馒头颜色微黄，表面没有光泽；有增白剂的馒头不仅颜色雪白，外表还有光泽；添加了过量增白剂的馒头不是白色而是灰白色。

二、闻一闻

没有添加增白剂的馒头闻起来有一种天然的稻香味；添加了增白剂的馒头闻起来有少许化学药剂的气味或者麦香味很淡。

三、尝一尝

没有增白剂的馒头口味非常纯正，唇齿留香，细细咀嚼还会有丝丝甜味；有增白剂的馒头口味微苦，在吞咽的时候，咽喉会出现不适感。

膨化食品——也可能会将你"膨化"

当我们提到膨化食品的时候，人们首先想到的就是薯片、虾条、鲜贝酥等零食，但是对于具体什么才是膨化食品，很少有人能说出来。其实，膨化食品就是将谷物、豆类、蔬菜等食物放入膨化机械中制作出来的食品，这种食品不仅品种多样，口感松脆，某些营养也是很丰富的。但是如果把膨化食品当成主食或者长期食用的话多，就会对人体造成危害。

现阶段，膨化食品的生产工艺非常简单，而且对资金的需求少，所以，很多商人都看准了膨化食品产业。此外，膨化食品在进行加工的阶段所耗损的营养物质比较少，口感松脆，这也在一定程度上促进了膨化食品的产业。然而，有些营养专家认为，膨化食品的含铅量是比较高的，长期食用就会对人体的多个系统造成一定的影响，其中包括神经系统、消化系统，从而使人出现贫血、厌食、恶心等症状。

那么，膨化食品中的铅来自哪里呢？

在制作膨化食品的时候，为了让食品更加松脆，人们会在其中加入一定量的膨松剂等食品添加剂，在这些食品添加剂中就含有一些铅。此外，食品的整个制作过程都是在金属容器、管道中进行的，而这些金属一般都含有铅，经过加热，金属中的铅就会释放出来，附着在食品上，这样就造成了食品含铅的事实。

膨化食品的主要热衷者就是青少年和儿童，而金属铅对儿童的危害是最大的。因为儿童正处在生长发育的阶段，对铅的吸收率很高，并且排铅的系统还不完善，很容易让铅存留在体内，对儿童的身体产生了长远的危害。

研究显示，如果儿童体内每100毫升的血液中含有多余10微克的铅，那么儿童的身体就会受到伤害，而随着血液中含铅量的增加，儿童的智商、身高也会随之下降。当血铅水平达到一定的高度后，儿童的智力和行为就会不正常，表现为多动、记忆力下降、冲动等，还会导致贫血、呼吸道感染等疾病。

另外，专家解释，虽然膨化食品在制作过程中耗损的营养物质很少，但是其中所含有的营养物质也以高糖、高油脂、高热量、高味精为主要特点，经常食用这样的食物不仅容易造成身体发胖，还会影响人体对营养物质的吸收，造成体内营养失衡。由于肥胖所引发的问题还可能使人患上高血脂、心脑血管疾病等。

膨化食品十分美味，儿童难以控制自己对它的"欲望"。因此，家长应尽量少给孩子买，如果孩子一定要吃，也应控制他们少吃一些，而且不要让他们在空腹的时候食用，因为空腹食用更容易摄入铅。

除了要少吃，不空腹吃外，还应该学会挑选优质的膨化食品。那么，应该怎样挑选呢？

一、检查包装

在挑选膨化食品的时候，首先应该做的就是检查包装，看看食品的包装袋上是否有完整的标识，其中包括生产日期、保质期、生产企业、生产地址等。此外，还应该到大超市去购买。

二、仔细再看一次

欧美国家对食品有明确规定：在膨化食品中全部充入氮气。这样可以避免食品在运输、存放的过程中受到挤压、破损，而之所以使用氮气的原因是因为氮气卫生、安全、干燥。而在我国却没有明确规定，因此，有很多厂家会在食品中充入压缩空气，但是压缩空气中含有很高的水分，一段时间后，袋中的食品就会失去松脆的口感，而且在充入压缩空气的时候，

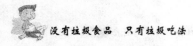

很有可能将机器中的润滑油一同注入袋中，污染食品。因此，当我们在购买膨化食品的时候，一定要注意袋上是否标注"充装氮气"这几个字。

果脯蜜饯类食品——除了糖还是糖

果脯蜜饯类食品色泽清亮、口感香甜，所以很多人都非常喜欢这类食品，特别是老人和儿童，对这类食品情有独钟。但是，看似美味营养的食物，对身体的损害却是很大的。

那么，果脯类食品究竟对人体健康有怎样的危害呢？主要有以下几点：

一、引发多种癌症

通常情况下，工厂在制作果脯类食品的过程中，会在腌制前用硫来处理食物，一方面避免食物发生氧化反应，使色泽受到破坏；另一方面还可以使糖分更加充分地渗入到食品中，增加食物的甜美口感。

此外，在这类食品中还含有亚硝酸盐，它是强氧化剂的一种，进入人体后会将血液中的具有携氧功能的铁血红蛋白氧化，从而使其失去携氧能力，造成组织缺氧，而且还会导致血管扩张、血压下降，从而引发中毒。

不仅如此，亚硝酸盐在被消化的过程中，还会在酸性的环境中变成亚硝胺。亚硝胺在人体中很可能会引发多种癌症，比如食管癌、肝癌、大肠癌等。如果孕妇经常食用果脯类食品，大量的亚硝酸盐通过母体进入子宫中，会造成胎儿畸形。即使长期食用果脯类食品的孕妇所生的宝宝不是畸形儿，在头五年中，也有可能发生脑癌。

二、损害肝脏等脏器

调查显示，有很多厂家为了减少成本，在制作果脯的时候，添加了很多糖精，或苯甲酸钠。这样不仅会伤害到肝脏，还会伤害到其他脏器，对人体健康十分不利。

三、维生素 C 被完全破坏

在果脯类食品还没有完全制成时，其中所含的糖分就高达 60％以上。在果脯类食品的制作过程中，会用糖进行腌制，这样在制成后，通常色泽透亮、粒粒饱满；糖很容易就会渗入食物中，而且还具有防止细菌繁殖的作用，所以，果脯类食品长时间存放在正常环境中也不会变质。但是，为了能让糖分更加充分地渗入到水果中，加工的时候就需要用高温进行熬煮，这样一来，水果中的维生素 C 几乎就被全部破坏。所以，在果脯类食品中缺乏维生素。

四、导致缺乏微量元素

果脯类食品的热量和糖分都很高，糖分在进入人体后，会消耗体内大量的维生素和矿物质，如果人体经常进食这类食品，就需要从其他食物中获得更多的营养物质，这样很容易造成体内缺乏维生素和微量元素。

这样看来，那些钟爱果脯类食品的人应该管好自己的嘴了，尽量少吃一些。如果非常喜爱甜食，可以买些水果干。虽然水果干也是干制食品，但是其中的营养成分要比果脯类食品多很多，因为在其制作的过程中，营养物质都得到了浓缩，人体在摄食后，能够补充大量的矿物质元素和纤维质。水果干包括葡萄干、杏干、梅干等。

加工类肉食品——当心吃进致病

逢年过节，或者家中来了客人，餐桌上总是少不了各种口味的肉肠，这些风味各异的香肠其实都属于加工类肉食品，而加工类肉食品还包括肉干、肉松等。由于气味香浓、口味香美，加工类肉食品深受男女老少的喜爱。但是这些美味的肉类食品对人体的健康有没有影响呢？

研究显示，加工类肉食品中所含有的营养物质比新鲜食品中的少很多，经常食用会对人体健康造成一定的伤害。这些伤害主要来自以下几个方面：

一、营养大量流失

现今，人造果汁、人造点心等合成加工类食品正在大量涌入市场，这些食品中加入了大量的糖精、色素等化学用品，从营养价值的角度来看，这些食品都是"垃圾"。而加工类肉食品也是一样的，在制作的过程中，经过一步步的添加、加工、再添加、再加工等，肉质中的营养成分已经大量流失。经常大量食用会造成营养缺乏。

二、内含致癌物质亚硝酸盐

在加工类肉食品中含有亚硝酸盐，经常大量食用就容易引发癌症。

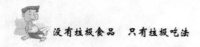

三、内含多种添加剂

在很多类加工食品中都会添加一定量的食品添加剂，如果食品中的食品添加剂没有超过国家允许添加的剂量，食品在食用的时候就比较安全；有一些工厂在使用添加剂的时候没有受过专业指导，胡乱投放、混合使用，这样就会导致添加剂的毒性增高，甚至还会引发癌症。

在加工类肉食品中所投放的食品添加剂一般都是防腐剂、增色剂、保色剂等，而防腐剂中含有大量的亚硝酸钠，亚硝酸钠在进入人体后，会与胺结合，形成一种具有很强致癌性的物质——二甲基亚硝基胺。

此外，为了避免食品硬邦邦，在加工的过程中，有些厂家还会在其中加入聚合磷酸盐。若是人体摄取了过量的磷元素，钙元素就会相对减少，这样就会影响骨头的硬度，造成骨质疏松症。

加工类肉食品对患有肝炎病的人危害尤为大。这是因为肝炎患者的肝脏已经受到了一定的损伤，肝脏的一切功能都已经有所降低，在这种情况下食用具有多种食品添加剂的加工类肉食品，很容易加重肝脏的负担，使病情加重。另外，在加工类肉食品中含有大量的热量和脂肪，大量食用会妨碍其他食物的摄入，包括水果、蔬菜、面食等，这样身体就会缺乏多种维生素、矿物质和纤维质，使肝炎患者体内的营养失衡，从而减缓疾病的康复速度。因此，肝炎患者最好少食这类食品。

除了肝炎患者，女性朋友们也应该注意这类食品。研究显示，食用了加工类肉食品的女士患上乳腺癌的概率比不食这类食品的女士高很多。因此，女性朋友也应该格外注意，平时少吃加工类肉食。

如果实在喜欢这类食品，至少应注意避免与胺类食品和乳酸制品同食，降低致癌的风险。此外，还应该注意补充维生素和钙质。

根根挺直的粉丝——明矾的功劳

很多人都喜欢吃粉丝，特别是在涮火锅的时候，拌着火锅调料食用真是人间美味。而今在市面上出售的粉丝也是种类繁多，红薯粉丝、绿豆粉丝、蕨根粉丝、土豆粉丝等。粉丝成品根根挺直、硬度较大，煮熟后滑而细腻，感觉非常爽口。而在夏季，粉丝更是受欢迎的一道凉菜。虽然粉丝很美味，但是吃多了对身体有害无益。

现代医学研究表明，粉丝中所含有的碳水化合物可以达到85％左右，蛋白质、脂肪的含量非常少，而维生素和矿物质的含量几乎为零。和大米等粮食相比，粉丝中的蛋白质和脂肪含量都要略逊一筹，但是热量更高。有些人食用粉丝的时候没有节制，甚至把它当作主食来食用。这样食用粉丝对身体而言是非常不利的。而且，也许我们并不知道，在粉丝的加工过程中，会在其中加入少量明矾，在明矾的作用下，每根粉丝都是独立的、不粘连的。在粉浆中添加明矾后，粉浆就会逐渐凝固，让粉丝一根根成形后直挺。而明矾中含有铝，大量食用粉丝，铝就会在人体慢慢聚积，当达到一定值后，人体就会出现中毒现象。而且大量的铝还会影响人体对必需矿物质元素的吸收，一旦人体的必需矿物质元素下降到一定程度后，人体就会自动产生大量对身体有害的自由基。

另外，研究显示，身体中存积过量的铝会妨碍神经细胞的功能，从而对大脑的思维意识造成不良的影响，导致记忆力下降、智力降低、反应不灵敏等，甚至引发老年痴呆症、骨质疏松症、胆汁淤积性肝病、小细胞低色素性贫血、卵巢萎缩等病症。这样看来，过量食用粉丝对人体的危害真的好大，在食用的时候一定要掌控好量。

在食用粉丝的同时还应该注意不要吃用油煎炸的食物，比如炸花生、煎肉片。这是因为煎炸的食物中同样含有铝，而且量很大，如果在食用粉丝的时候同时食用煎炸类的食物，那么人体中所摄食的铝含量就会超额，从而加重对人体的危害。

在食用粉丝的时候除了要掌控好食用量外，在挑选的时候还应该多加注意。因为有些生产厂家为了能将粉丝更好地出售，就会给粉丝"化妆"，在加工粉丝的过程中添加一些漂白剂，比如二氧化硫、过氧化苯甲酰等。经过漂白的粉丝不仅看起来白，摸起来还很滑。但是这样的粉丝对身体的危害就更大了。

转基因食品——天使还是恶魔？

如果说这几年有什么事情能够长时间持续地得到公众广泛的关注，能

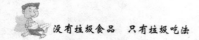

够在科学界工作者、科普作家、公共知识分子和各类媒体中引起巨大的分歧和无休止争论，那就是转基因技术和它在国内的发展。

这些年来关于转基因的争论很激烈，围绕转基因技术的利与弊，反转派与挺转派各执一端，鏖战多年。各种争论的背后，是公众对转基因食品一直存在的巨大忧虑。

转基因技术的优势

转基因食品（Genetically Modified Foods，GMF），按照一般的定义，是一种利用现代分子生物技术，将某些生物的基因转移到其他物种中去，改造生物的遗传物质，使其在形状、营养品质、消费品质等方面向人们所需要的目标转变的新型生物科技。而以转基因生物为直接食品或为原料加工生产的食品就是"转基因食品"。由于可以人为地控制生物性状，科学家可以改善作物，使其更好地服务于人，比如说引起关注的"黄金大米"项目，就是一种通过转基因技术使得大米能够补充维生素 A 的技术应用。如果这一项目真的安全（目前仍有巨大争议），那么将是对受到维生素 A 缺乏影响着的全世界 25000 万儿童的巨大福音。另外，转基因还能极大提高科学家改变植物性状的效率。比如说过去，科学家们为了改变植物的品种需要不断地进行育种，但是这种传统的育种方式需要的时间长，杂交出的品种不易控制，目的性差，其后代可能有优点 a 但没有优点 b，有优点 b 又有缺点 c，所以，为了追求完美的性状必须一次一次地进行选育，耗费掉大量的时间和人力。而转基因技术就不同了，可以选择任何 1 个目的基因转进去，就可得到 1 个相应的新品种。

反对者的声音

对于转基因这种用分子技术人为改变动植物遗传性状的技术，反对者的声音一直都很强烈。2007 年，奥地利维也纳大学兽医学教授约尔根·泽特克（Juergen Zentek）领导的研究小组，对世界著名转基因作物生产商孟山都公司研发的抗除草剂转基因玉米 NK603 和转基因 Bt 抗虫玉米 MON810 的杂交品种进行了动物实验。在经过长达 20 周的观察之后，泽特克发现转基因玉米对老鼠的生殖能力存有潜在危险。不过，一些国际同行随后审查了这一研究，认为其存在严重的错误和缺陷。此外，欧洲食品安全部评价转基因安全性的专家组对泽特克的研究也发表了同行评议报告，认为根据其提供的数据不能得出科学的结论。无论如何，这些研究在社会上引起轩然大波，作为普通人，我们很难读懂这些实验文章和反驳它的文章，因而很难真正客观地判断孰是孰非。类似的实验和反驳实验的声音还有很多，有很多不同的机构给予了仲裁，至于该相信谁还要读者自行判断。

转基因是一种中性技术吗？

"转基因违背自然规律"是反对转基因"斗士"们的口头禅。但也有专家认为，转基因并没有违背自然规律。转基因技术，实际上是指将某种生物中含有遗传信息的 DNA 片段转入另一种生物中，经过基因重组，使这种遗传信息在另一种生物中得到表达。一个普通老百姓不知道的事实是，转基因可以自然发生。比如说，自然界的农杆菌就可以将细菌的基因转入高等植物中。挺"转基因"的人认为，转基因既然在自然中就经常发生，所以转基因不是对自然规律的违背，而是人类掌握了自然规律以后，加以利用来为自己服务。实际上，人类历史上发明了太多一度引起巨大争议的东西，比如炸药，比如汽车、计算机，这些都是人类文明的璀璨成果，关键是看人们怎么合理，有效地利用它们。

转基因食品的拥护者：所有食品都没有绝对的安全性。

他们认为，我们判断一种食品是否安全的方法在逻辑上称为不完全归纳法。过去没有发现危害，不代表在我们观察能力所及范围之外没有发生危害，也不代表将来不发生危害，因此不完全归纳法不能提供绝对的证明。转基因食品如此，非转基因食品也是如此。传统的非转基因食品也未必是绝对安全的。比如我们已经吃了几千年并且现在以及将来仍然每天都要吃的盐，就已经被证明与高血压有关。那其他一些我们一向认为绝对安全和健康的食品呢？会不会随着时间的推移也被证明出会对人体有这样那样的危害呢？我们尚不得而知。转基因食品的拥护者因此认为，证明转基因食品的安全，并不是要证明其绝对不会对人造成伤害，而是要证明其与传统非转基因食品相比的相对安全性，以及其收益是否超过风险。这就如同新药的临床试验，如果临床试验证实某新药利大于弊，那么将允许它上市，但上市后仍须监测其不良反应，或进行上市后临床试验以发现上市前临床试验不能发现的小概率不良反应；一旦发现存在严重安全问题，那么这种药物将被要求退出市场，其生产商将付出巨额赔偿，比如前几年美国制药业巨头默克公司的止痛药万络。

袁隆平：研究要积极，应用需慎重

面对双方的各种例证，普通百姓往往看得云里雾里。我们不妨看一下在我们具有崇高威望的中国工程院院士、"杂交水稻之父"袁隆平是怎样谈论转基因的。

袁隆平自称是"中间派"。他曾说："转基因有两派，一个是反对派，一个是赞成派，我是中间派，因为反对派和赞成派都很有道理。"他分析说，"反对派的道理在于转基因抗病抗虫的功能来自于毒蛋白基因，虫吃了是要死的，人吃了怎么办？会不会威胁健康？赞成派也有站得住的理由，"他们解释说，昆虫的死亡是因为气孔闭塞了，但这跟人的消化道完全是两码事。"可以看出，袁隆平院士对待转基因问题的看法非常的科学和辩证，不主观上偏袒任何一方，而是系统看过了双方的论证。他还曾向一家报纸的记者解释，他不反对转基因，但是认为，在科学上面，要有积极的态度，必须做转基因的研究。但在市场的推广和应用时要慎重，这是一个辩证的问题。袁院士在接受媒体采访时说："转基因水稻的推广一定要慎重！要从生命、民族、生态的高度上来考虑。"他认为，用先进的生物分子技术提高水稻产量，将是未来的主要研究方向。

袁隆平还说："虽然我国杂交水稻技术目前在国际上领先，但如果不加强分子育种技术研究，短则五年、长则十年，我国的杂交水稻技术就要落后国际水平了。"他强调，转基因水稻的试验要做，不能说有人担心，就停滞不前。

但对于安全性的问题，袁隆平非常谨慎，抗虫性转基因水稻可以从昆虫等小动物中做试验，但不能放开做人体方面的试验。对于抗虫性转基因水稻的推广要特别慎重，要做好系统的安全评价。他表示："愿意第一个报名，做抗虫性转基因水稻的试验者。"

关键还是监督

不过无论我们听信正反哪一方的言论。有一点是可以肯定的，那就是，我们必须严格监管转基因食品，并加强舆论监督。一些转基因的支持者就认为，由于转基因食品出现时人类在评价食品安全性方面已经积累了相当丰富的经验，食品管理法规也比过去任何时候都要严格，所以转基因食品得到的研究和监督也是过去所有食品在进入人类食谱时都未得到过的，能够在这种监管机制下过五关斩六将，进入食品市场的转基因食品有理由得到应有的信任。在安全性方面确实不符合要求的转基因食品早就在其研发的各个阶段被淘汰掉了，只要有良好的监管，没有一家以盈利为目的的企业愿意把巨额研发经费投入到将来会被禁止的不合格产品中去，也没有一家以盈利为目的的企业愿意冒巨额赔偿和诉讼费用的风险把不合格的产品推向市场（万络案中默克公司赔偿额将近 50 亿美元，诉讼费用也超过 10 亿美元）。

转基因的支持者由此得出结论，转基因食品的安全性保证来自切实的证据、良好的监管以及真正的市场机制，而不是想当然的抵制和道听途说的恐慌。

不过，这些监管部门，无论由于水平，还是其他因素，能否真正地给转基因食品把好安全关，也历来是争议的焦点。但本着严谨的态度，在食品把关上公众无论提出多么严苛的要求也不为过。而几乎所有水平的转基因支持者也都同意，只有合理的质疑越多，商品化生产才越安全。基于证据和逻辑的理性反对意见，正是建立良好监督预防机制的极好借鉴，提出的合理质疑越多，能堵住的安全漏洞也越多，转基因主粮真正商品化的时候就越安全。比如，有质疑来自转基因作物的花粉会污染非转基因作物品种，于是就有研究在怎样的条件下能避免这种污染。缅因州大学的一项研究发现：如果转基因玉米地离邻近的传统玉米地距离为 100 英尺，则其异花传粉成功率为 1％，距离为 1000 英尺时，则异花传粉率为零。研究提示：遵循推荐的种植距离来防止转基因植物与传统植物之间的转基因传递是可行的。

目前我国的监管现状是怎样的呢？根据《农业转基因生物安全管理条例》、《中华人民共和国种子法》及《主要农作物品种审定办法》等法律法规的规定，2009 年获得中国农业部生物安全证书的两种转基因抗虫水稻，还需通过品种审定，并获得种子生产许可证和种子经营许可证后，方可进入商业化生产。在这个过程中，我们衷心希望，主管部门不会放松对这些转基因作物的监督管理，会继续科学评价其收益和风险。甚至即使将来真

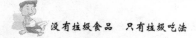

的批准其商业化生产了，监管和再评价仍将继续。只有这样，老百姓才敢真正放心食用这一生物科技的新成果。

2010年的中央一号文件曾经明确指出："在科学评估、依法管理基础上，推进转基因新品种产业化。"而此前不久，农业部刚颁发了两种转基因抗虫水稻的生物安全证书，这是中国第一次颁发转基因主粮的生物安全证书。不过，这一政府行为并没有打消公众对转基因项目的疑虑，反而掀起了更多专业人士和民间组织的激烈争议。

或许当代科学发展面临的一大问题就是权威公信力。当某一高精尖的细分领域出现重大科学突破时，普通人凭借自己的知识无力弄懂其中是非，往往只凭感觉和经验来辨识运用这些技术这到底是翻开了福音书还是打开了潘多拉的盒子。在发达国家，这种问题的争论往往由某些权威机构裁决，然而，一个在我国尤为突出的问题是没有哪一机构有足够的公信力使得全社会对这些争议的裁决能够全盘接受。所以说，提高监管部门的公信力也是解决这些争议的重要途径。

"生化食品"——给食物披上"毒衣"

近些年，我国的食物打假工作做得非常优秀，拆穿了一个又一个假冒伪劣产品，可是，我国也出现了一些比较"有特色"的食品，被称之为"生化食品"。

生化食品的意思非常好理解，就是存在对人体有害的生物或化学物质的食品。而这些食品原本对人体并没有害处，只是因为其中添加了有害成分，才成为"生化食品"的。那么，生化食品都有哪些呢？对人体又会有哪些伤害呢？

一、红心鸭蛋

在鸭的饲料中添加一些营养物质之后，产出的鸭蛋就是鲜红色的，营养价值非常高。有正品就有假货，有些人为了获得更高利润，在鸭饲料中添加了苏丹红，鸭子产出的鸭蛋同样是鲜红色，但是苏丹红是一种工业染料，人是不能食用的，否则就会增加患癌的风险。

二、高蛋白奶粉

很多人都忘记不了"三鹿事件"：在2008年，我国出现了很多"大头娃娃"，这些孩子都是因为食用了三鹿奶粉才导致头部变大的。这些奶粉对孩子造成了一辈子的伤害，而之所以会导致如此严重的后果，是因为奶粉中添加了三聚氰胺。随后，在对全国的奶粉进行检查时，也发现了不少添加了三氯氰胺的奶粉，婴儿食用这样的奶粉不仅会造成"大头"，还会出现结石、肾衰竭，甚至死亡。

三、健美猪肉

猪肉如果太肥了，不仅不好吃，还不好卖，可猪是比较懒惰的动物，肥肉自然少不了，为了销售效益更好，很多养猪户都对猪注入了瘦肉精。这种物质能够加强蛋白质的合成，从而使瘦肉增多，但是这种物质的毒性是很大的，经常食用含有瘦肉精的猪肉很容易对人体内的染色体造成影响，甚至导致恶性肿瘤。

四、地沟油

地沟油，顾名思义，来自地沟——城市大型饭店下水道的隔油池，它是下水道的垃圾。但这些垃圾被人捞起后，仅仅经过一夜简单的过滤、加热、沉淀、分离后，就摇身一变为清亮的食用油，重返人们的餐桌了。

地沟油质量极差，极不卫生，过氧化值、酸价、水分严重超标，其中的黄曲霉素的毒性是砒霜的100倍。人一旦食用它，白血球和消化道黏膜就会遭到破坏，引起食物中毒，甚至引发癌症。

五、不粘馒头

在家中制作馒头的时候，馒头总会粘在笼屉上，而市场上销售的馒头就很少会出现这种状况，这是为什么呢？这是因为在蒸馒头之前，先在笼屉上铺一层塑料袋或者编织袋，然后再把馒头放进去，这样蒸出来的馒头不会粘在笼屉上。但是这些塑料袋中含有聚苯乙烯，它在高温的环境中会释放出具有致癌作用的物质，若是人们经常食用这样的馒头，就会损伤肾脏、肝脏、生殖功能。

六、山寨牛肉

随着科技的发展，猪肉也能制成"牛肉"了，目前，在市场上出现了一种牛肉膏，是冒牌牛肉。只需在其中添加一些麦芽酚，再添加一些焦

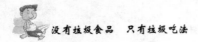

糖，猪肉就摇身一变，成了"牛肉"。

七、尿素豆芽

豆芽在发制过程中加入尿素、恩诺沙星、亚硝酸纳和 6-苄安基腺嘌呤，可使豆芽长得又粗又长、白净无根须，而且可以缩短发制周期，增加发芽率。恩诺沙星是一种动物专用药，6-苄基腺嘌呤是一种激素，而亚硝酸钠具有致癌性。

八、塑化剂饮料

近些年，在有些饮料中检查出了塑化剂。塑化剂的毒性非常大，比三聚氰胺要毒很多，小孩子经常喝这样的饮料，会导致性征不明显，男孩生殖器变短等。

九、硫磺熏姜

生姜在未进市场之前，是比较黄的，这样的姜在市场上的销售不会很好，若是用硫磺熏姜，姜的表面就会变得白白的，而且非常饱满，这样的生姜在进入市场后，就会销售得非常好。可是，现代医学研究结果表明，长时间接触的硫磺，对于人的中枢神经系统、消化系统、生殖系统及淋巴细胞遗传毒性研究，存在确切的损伤效应。

罂粟放入火锅中——食瘾变毒瘾

有些黑心的老板为了提高火锅店的营业额，不惜在火锅底料中投放罂粟壳，这样的火锅底料煮出来的蔬菜、羊肉都非常美味，让顾客产生上瘾的感觉，从而经常光顾此店。若是你在食用某店的火锅之后，没过多久又去光顾该店，而且越吃越上瘾，那么，你就要小心了，这样美味的火锅很有可能存在罂粟壳。

这种现象并不少见，除了火锅以外，还有其他食物也有可能添加了罂粟壳。那么，罂粟壳到底是什么呢？为什么人们这么畏惧它呢？其实，罂粟壳就是罂粟的果壳。罂粟是用来制作毒品的，制毒的人经常会用其浆汁进行制毒，浆汁流干后剩下的罂粟壳，含有少量的吗啡，但是将其投放在食物中后，会溶解进入人体。长期食用添加了罂粟壳的食物，身体就会出现异样。

罂粟壳中含有的吗啡已经非常少了，它不能满足吸毒的人对毒品的需求，但是对于从没有吸过毒的人来说，这一点点的吗啡就会对人体产生"作用"。若是人们没有识别出添加了罂粟壳的食物，并经常食用，那么，身体就会出现异样，它会使人在短暂的精神兴奋、愉悦后，身体无力、无精打采、出虚汗、面部瘦黄等状况，甚至还会损害人体的肝脏、心脏，使内分泌调节系统和神经系统等功能异常，而且会让人对其上瘾，而这也是很多黑心老板想要看到的。

在食物中添加罂粟壳的行为是非常不道德的，情况比较轻的人很容易从"吸毒"之路摆脱出来，但是食用这类食物时间比较长的人，会越陷越深，甚至最终成为"瘾君子"。如果食用完这类食物后马上开车，还有可能发生意外。对于肝脏功能不是很好的人来说，食用后还可能会危及生命。

此外，如果人经常食用添加了罂粟壳的食物，还会使某些药物治疗失去效用，比如咳嗽需要用咳嗽药来进行治疗，但是在罂粟的作用下，咳嗽药对这类人群会失去作用。

如果你突然对某个火锅店特别上瘾，到了不吃不行的地步，吃的时候非常愉悦，可吃了之后身体感觉不适，却又特别想再去吃。那么，你很可能掉进罂火锅的陷阱里了。

街边小摊——"美味"毒素吃进身体中

街边小吃，包含着我们很多美好的回忆，带给了我们很多欢乐。还记得和爱侣共享烤肉串的甜蜜回忆吗？还记得和朋友一起分享麻辣烫的欢声笑语吗？是的，街边小吃真的非常美味，但是一些街边小吃却辜负了我们的期望，地沟油、老鼠肉、福尔马林等一些坑脏的东西都被加入了美味的小吃之中。对于街边小吃，我们应该报以谨慎的态度。

下面来看看我们平时认为的美味小吃中都存在哪些有害物质：

一、麻辣烫

无论在夏季，还是在冬季，麻辣烫都是人们所喜爱的街边小吃之一。但是在街头巷尾的餐车上所摆放的麻辣烫是很不卫生的，因为这些商贩都是在露天作业的，再加上顾客较多，所以他们没有足够的时间将蔬菜和餐

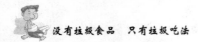

具清洗干净，菜叶上很可能会残留一些农药和细菌；餐具也没有经过消毒，很容易存有大量的细菌；在麻辣烫中加入的调料更是普遍没有达到质量标准。这些问题都会对人体健康造成很大的危害。此外，还有一些商贩用地沟油做麻辣烫，用双氧水浸泡肉串，或者在肉中加入止疼药。可想而知，在我们快乐地享受"美食"的时候吃进了多少有害物质。

二、烤肉串

为了获得最高利益，有些商贩不会用卫生、安全的牛羊肉，而是将流浪猫、狗、死猪等不卫生的肉做成肉串；甚至有些商贩还在其中加入亚硝酸盐——这类物质虽然可以让肉保持鲜嫩，但是对人体的伤害却不容忽视。

三、臭豆腐

臭豆腐可以说是非常有特色的一种小吃，虽然闻起来非常臭，但是吃在嘴里却非常香，因此，臭豆腐深受人们的喜爱。然而，许多臭豆腐都不是正规厂家生产出来的。制作臭豆腐的环境和卫生状况、工作人员的健康、食物的质量等都不能得到安全保证。为了最大限度地获取利益，一些加工工厂还会用同一锅油反复炸臭豆腐，这样在食油中就会产生大量的过氧化物，让人们的身体受到癌症的威胁。

四、毛鸡蛋

鸡蛋完全孵化出来就是小鸡，没有完全孵化出来的就是毛鸡蛋。有不少人以为这样的鸡蛋有滋补作用，有机会就会买一些吃，殊不知毛鸡蛋中含有很多病菌，对人的身体健康非常不利。

五、油条

油条是我国传统的早餐，很多人都会用油条搭配豆浆来当早餐。但油条中大多都加入了明矾。明矾中含有铝，在进入人体后会作用到大脑神经细胞上，而且在体内会逐渐堆积。经常食用，就会导致人的记忆力下降，使人出现郁闷、急躁的不良情绪，甚至会引发老年痴呆症等疾病。

六、糖葫芦

糖葫芦通常都会出现在冬季，火红的春节吃着火红的糖葫芦，一派红红火火的气氛就烘托出来了。现在，糖葫芦的制作食材已经不仅仅是红果了，小番茄、菠萝、橘子、奇异果等水果都可以成为糖葫芦的制作食材。

不仅如此，我们在大街上还可以亲眼看到糖葫芦的制作工艺。但是在街边制作糖葫芦，会受到地点的制约，无法保证原材料的卫生。由于水果在清洗干净后很难粘住糖浆形成好看的糖葫芦，因此，不少商贩就省去了清洗水果的程序。此外，在制作过程中，来往的车辆扬起的灰尘和行人中的病菌都有可能会粘在糖葫芦上。人们若是食用了这样的糖葫芦，生病是在所难免的。

七、糖炒栗子

糖炒栗子不仅外表光亮、个头浑圆，吃起来也非常香甜，因此，很多人都非常喜爱。人们在挑选栗子的时候，都会要求商贩挑些个头大、外表光亮的栗子，其实，越是色泽黑亮的栗子越存在着安全隐患。因为有些商贩为了让自己的栗子更快地卖出去，在炒栗子的过程中添加一些工业石蜡，食用过量会引发脑部神经和肝脏疾病。另外，吃起来太甜的栗子也是不健康的，因为这样的栗子在炒制的过程中很有可能加入了糖精，而糖精也是不允许被添加到食物当中的。

色泽鲜亮的食品——毒素掺在其中

现在人们的生活条件好了，都喜欢购买质量更好的食品，而有不少商家正是看重了这一点，在普通或者劣质的食物中掺杂一些色素、激素、有毒物质等，使食品从外表看起来十分"优质"。而很多人都不了解这一现象，在不知不觉中吃进有害物质。

那么，在市场中，有哪些食品有可能被掺毒冒充了高质食品呢？

一、茶叶

现在，很多人在选购茶叶的时候都听过："颜色越深越好"的说法。这种说法的流行让一些不法商贩动起了歪脑筋，有些人在茶叶中添加了铅铬绿，避免色泽过于鲜亮。但是铅铬绿主要用在工业上，是不能应用于食品中的。没有添加铅铬绿的茶叶，颜色翠绿，非常柔和，但是添加了铅铬绿的茶叶，色泽就会比较暗淡，甚至发黑。

用沸水冲泡正常的茶叶时，色泽透亮，但是添加了这种工业颜料的茶叶，在用沸水进行冲泡的时候，茶水就会呈现出暗黄色。

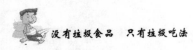

二、海带

有些海带，外表看起来十分鲜亮，就像是刚刚从海中捞上来的一样，事实上，这样的海带食用起来并不安全，因为它很有可能添加了有害的化学药品。

普通海带的颜色是比较暗的，通常都是深褐色，它在被加工的时候会被烫过，因此，色泽不可能太过鲜亮。如果人们认为"肉质"比较丰满、颜色鲜绿的海带质量更好，那就大错特错了，因为正常海带的颜色是灰绿色。

三、蘑菇

我们在购买蘑菇的时候，总喜欢挑选个头比较大，颜色比较白的，对那些颜色灰暗的蘑菇不屑一顾。事实上，这些外表雪白的蘑菇很有可能被漂白粉泡过，经常食用这样的蘑菇，对身体有害无益。

此外，蘑菇在生长的过程中，肯定会粘有一些草灰，用清水清洗很难清除干净。而质量没有问题的蘑菇摸上去，会给人黏黏的感觉。用漂白粉泡过的蘑菇在摸的时候，是滑溜溜的感觉。

四、水发食品

在市场中的水发食品有很多，比如海参、蹄筋等，有些商贩为了使食品看起来个头更大或者颜色更白，而且更不易腐烂变质，就用甲醛对食品进行泡发保存，这样泡出来的食物不仅个头很大，颜色还很白，但是甲醛是有毒物质，能强烈刺激呼吸道及胃肠黏膜，具有致癌性。在购买的时候如果想知道食品是否为甲醛泡发的，只需用手捏一捏，如果食品很容易就碎了，就不要购买了。

五、虾米

虾米经常暴露在空气中，很容易受潮，而有些商家在发现虾米已经受潮后，就用氨对其进行处理，使虾米的表面与正常虾米一样。而氨被人吸入后对鼻、喉和肺有刺激性，能引起咳嗽、气短和哮喘等；人甚至还会因喉头水肿或发生肺水肿而死亡；氨水溅入眼内，还可造成严重损害，甚至导致失明，皮肤接触可致灼伤。所以，我们在购买虾米的时候，应该多摸一摸，如果非常干爽，没有化学药品的气味，就可以安心购买了。

六、枸杞

为了使枸杞的卖相更好，有些商家在加工枸杞的时候，会用硫磺熏制，这样枸杞的色泽就会十分鲜亮，但是经常食用这样的枸杞对人体是有伤害的。因为硫与氧结合会产生二氧化硫，遇水后又会变成亚硫酸，亚硫酸不仅破坏食物中的维生素 B_1，还能使钙形成不溶性物质，影响人体对钙的吸收，对人的胃肠还有刺激作用。所以我们购买枸杞的时候尽量不要选择色泽过于鲜亮的。若是还不放心，可以捏取一个放在嘴中，如果略有酸苦味，就不要购买了。

七、大米

人们在挑选大米的时候，都喜欢购买色泽比较透亮的，但是食用这样的大米并不一定安全，因为它很有可能是陈米经过了矿物油的处理。所以，我们在购买大米的时候不能只看外表。

八、银耳

颜色雪白的银耳总是能够吸引我们的眼球，但是这样的银耳并不安全，它们很有可能用硫磺熏过。现代医学研究结果表明，长时间接触硫磺，对于人的中枢神经系统、消化系统、生殖系统及淋巴细胞遗传毒性研究，存在确切的损伤效应。正常的银耳是略微发黄的，随着储存时间的延长，还会发红。在购买银耳的时候，可以取少量放在口中，如果感觉有轻微辛辣的味道，千万不要购买。

九、黑木耳

在市场上销售的黑木耳，有很多都掺假了，有的用明矾泡过，有的用碱水泡过，还有一些用盐水泡过。但是想要辨别它们也是非常容易的，用盐水泡过的肯定会有咸味；用明矾泡过的会发涩。尤其要小心明矾泡过的。明矾是铝的化合物，可以使水变得清澈，但是，经研究表明，人体摄铝过多，会使脑内去钾肾上腺素、多巴胺和 5－羟色胺的含量明显降低，造成神经质传导阻滞，引起记忆力衰退、痴呆、智力发育障碍等症，还会直接破坏神经细胞内遗传物质脱氧核糖核酸的功能，不仅使人易患痴呆症，而且使人过早衰老。铝还可抑制磷的吸收，干扰体内正常钙磷代谢，导致骨质疏松、骨折等。因此，食用明矾会对人体造成很大的伤害。

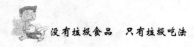

十、毛肚

在购买毛肚的时候，注意不要挑选颜色太白的，个头过大的，因为它们很有可能用甲醛泡过，而甲醛为对皮肤粘膜有刺激作用，而且是原浆毒物质，能与蛋白质结合，高浓度吸入时会使人出现呼吸道严重的刺激和水肿、眼刺激、头痛。

十一、干辣椒

人们在购买干辣椒的时候，总觉得颜色鲜红的辣椒质量比较好，实际上，鲜亮的颜色是用硫磺熏出来的，正常干辣椒的颜色是暗红色。在购买干辣椒的时候，可以闻一闻。有刺鼻的味道，就是用硫磺处理过的。

十二、腐竹

正常腐竹的颜色是略微发黄的，而且捏的时候，感觉很容易碎，泡在水中的时候，水也会因此而变成淡黄色。而颜色雪白、不易弄碎的腐竹实际上是在加工的锅中添加了增白剂。经常食用这种腐竹，对人体非常不利。

第八章 相克食物同时吃，营养变成了"垃圾"

小葱＋豆腐——钙质在美味中流失了

小葱拌豆腐一直都是寻常百姓家比较受欢迎的一道菜，特别是在夏季，它清淡、鲜香的口感可以解除人们心中的烦闷。但是近几年来，这道菜的营养却受到了质疑。

小葱拌豆腐——一清二白，这句歇后语几乎每个中国人都熟悉，而且这道菜深受各个年龄段人群的喜爱。但是，小葱搭配豆腐食用其实非常不科学。因为在豆腐中含有大量的蛋白质、钙等，单独吃豆腐可以说对身体健康是非常有益的，但是拌入小葱，效果就不同了。小葱中含有大量的草酸，在和钙质相遇后，会形成草酸钙，草酸钙是很难被人体吸收的，所以会浪费掉豆腐中的钙质。经常吃小葱拌豆腐，人体就不能够获得足够的钙质，从而导致钙缺乏，出现手脚抽筋、软骨症等病症。

此外，在烹饪豆制品的时候，放入葱花同样会对人体造成不良影响。

那么，豆腐和哪些食物一起吃才可以让营养翻倍呢？

一、豆腐搭配鱼

在烹饪鱼类的时候加入豆腐，可以让营养更丰富。豆腐的营养价值虽然很高，但是缺乏蛋氨酸，而在鱼类中却有大量的蛋氨酸；鱼类中缺乏苯丙氨酸，而豆腐中却含有很多。豆腐搭配鱼类食用，可以起到互补的作用，从而让营养更全面。维生素D可以促进钙质吸收，而鱼类含有维生素D，豆腐中含有钙质，所以两者同时食用还可以提高钙的吸收率。这两种食物搭配在一起很适合正在长身体的青少年、急需钙质的老年人和孕妇。

二、豆腐和海带

豆制品中含有大量的蛋白质、维生素、矿物质等营养物质，但是其中

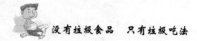

的皂角甙在妨碍脂肪吸收的同时，还会让人体排出很多碘，经常单独食用豆腐，就可能会导致碘缺乏。而海带中却含有大量的碘元素，在豆腐中加入一些海带，可以补充因为食用豆腐而排出体外的碘元素。

三、豆腐和萝卜

豆腐是植物蛋白，大量摄食就会影响肠胃消化，出现腹胀、腹泻等症状。而萝卜可以促进消化，尤其是白萝卜，在豆腐中加入一些，会让豆腐中的营养物质更多地被人体吸收。

四、豆腐和肉、蛋

豆腐的营养非常丰富，但是缺乏蛋氨酸，因此若是经常单独食用豆腐，会使其中的一部分蛋白质浪费掉。但是如果在烹饪豆制品的时候，放些肉类或者蛋类，就可以让蛋白质得到更好的吸收。

青椒＋牛肝——维生素 C 变成了"垃圾"

在我们的身边，有不少人用青椒炒牛肝，因为他们认为这道菜不管是从口感上，还是从营养上来讲，都是一道不可多得的美食。其实，这样的吃法是没有科学依据的。

牛肝和青椒都是非常好的食材。牛肝中含有大量的铁质，是非常补血的食物，而且其中含有大量的维生素 A，维生素 A 可以维持正常生长和生殖机能，对我们的眼睛非常有好处，能够有效避免眼睛疼痛、干涩、疲倦。此外，长期摄食牛肝还可以补充人体所需的维生素 B_2。

而青椒中含有大量的维生素 C、维生素 K 等物质，能够有效预防并医治坏血病，避免出现贫血、牙龈流血、血管脆弱等病症。此外，青椒还可以强健身体、增强体力、消除身体疲劳，而其独有的味道和辣椒素能够起到增加唾液、促进胃液分泌的效果，从而提高食欲、促进消化、增加肠道蠕动、维持大便通畅。

然而虽然这两种食物对于人体的健康都非常有益，但将它们搭配在一起却会损失营养。因为青椒富含维生素 C，而维生素 C 是己糖衍生物，还原性非常强，在氧化剂尤其是遇到微量重金属离子的时候，比如铜离子、铁离子的作用会很容易失去生理活性。而在牛肝中就含有这样的微量重金属离子，所以，在烹饪牛肝的时候放入青椒，青椒中的维生素 C 就会被氧化从而失去原有的功效。因此，在我们的日常饮食中，不应该把牛肝和青椒放在一起烹调。这样会浪费掉食物中的营养物质。

红白萝卜＋木耳——小心过敏性皮炎

在夏秋季节，人们都非常喜欢吃口爽脆的萝卜，然而在烹饪的时候，人们也经常将萝卜同木耳一同烹饪，其中萝卜木耳汤就是非常受欢迎的一道汤品。然而，大部分人都不清楚萝卜与木耳的搭配会给人体带来多大的伤害！

萝卜的营养是非常丰富的，其中含有种类繁多的维生素。而其中所含的核黄素、钙、磷等物质含量都高于苹果、橘子、桃等水果；其中所含有的碳水化合物也高于普通蔬菜和水果；其中所含有的淀粉酶、氧化酶可以促进人体的消化吸收。从中医的角度来看，萝卜性凉，可以解毒消肿、清热化痰、消食等。在萝卜里面还含有一种抗肿瘤、抗病菌的活性物质。这种物质在进入人体后会作用于细胞上，迫使细胞分泌干扰素，而干扰素可以有效地抑制多种癌症，比如食管癌、宫颈癌等。

黑木耳的营养价值也是非常高的，其含蛋白质的量之高可以与肉类相比；而其中所含的维生素 E 也很丰富，因此，食用黑木耳可以起到美颜润肤的作用；此外，在黑木耳中的铁质要高出菠菜几十倍，比猪肝中的铁质含量也高很多倍。所以，经常食用黑木耳可以防治缺铁性贫血，帮助减肥，预防心脑血管疾病，还有美颜补血的作用。

这样看来，这两种食物的营养都非常丰富，搭配在一起食用应该是非常美味营养的，但事实并不是这样的，这两者在一起食用很可能会引发过敏性皮炎，而且这已经被科学证实了。因此，为了身体健康，我们应该尽量避免将这两种食物搭配在一起食用。

冬瓜＋鲫鱼——身体过分脱水

冬瓜鲫鱼汤几乎是公认的滋补汤品，不仅味道鲜美，而且可以温补身

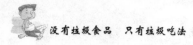

体。但是，营养专家却认为，冬瓜鲫鱼汤的食材搭配不科学。食用过多还会造成人体严重脱水。这是为什么呢？

鲫鱼的肉质绵细，滋味鲜美。不仅如此，鲫鱼的营养成分非常全面，脂肪含量比较低，因此，在食用的时候不会给人肥腻的感觉。鲫鱼中的蛋白质比较好，氨基酸种类齐全，而且利于人体消化吸收，非常有益于肝肾疾病患者和心脑血管疾病患者补充蛋白质。长期食用鲫鱼，还可以增强身体抵抗力。

此外，从中医的角度来看，鲫鱼可以健脾利湿、活血通络，对于脾胃功能不强、水肿、哮喘和患有糖尿病的人有着很好的食疗效果。而民间也有为产妇煲鲫鱼汤的例子，能够达到滋补身体、通乳下奶的目的。

冬瓜，是一种清热解暑功效特别好的食物。在炎热的夏季，食用一些冬瓜汤，不仅可以去除身上的热意，还可以通利小便。因为其具有利尿的功效，而且含有的钠元素很少，所以，对于出现水肿的孕妇和慢性肾炎患者来说是一种非常宝贵的食物。经常食用冬瓜，可以补充多种维生素和微量元素，改善人体的代谢系统。

从中医的角度来看，冬瓜属于寒性食物，可以清胃火、生津液，减小人的进食量，对淀粉、糖转化成热能的过程起着促进的作用，从而避免过多的淀粉和糖类转化成脂肪。所以冬瓜还是瘦身减肥人士的很好选择。此外，冬瓜还具有延缓衰老的作用，经常食用能够使肌肤呈现出通透亮白的光彩。

虽然，这两种食材对人体都有着很好的作用，但是将两者搭配在一起做成汤品却是非常不合理的，因为这两种食材对人体都可以起到利水消肿的效果，搭配在一起食用，就可能会使人体过度利水，出现脱水的现象。所以，在日常饮食中最好不要将这两种食材放在一起烹饪。

西红柿＋黄瓜——维生素C消失了

在炎热的夏季有两种蔬菜非常受欢迎，它们就是西红柿和黄瓜。而在很多农村家庭中，这两种蔬菜在夏季也是必种之菜，不仅量多、熟得快，食用起来还非常方便，如果不想炒菜，可以将这两种蔬菜摘取下来直接食用，或者凉拌食用。但是在很多家庭中，人们通常同时将它们摆放在餐桌上，或者搭配在一起拌成沙拉，殊不知这样一来，食物中的营养物质就被破坏掉了。

黄瓜，是非常爽口的一种蔬菜，从口感的角度来看，黄瓜汁多脆嫩，而且还会散发出一种清香的味道；从营养的角度来看，其中含有蛋白质、纤维素、多种矿物质成分、多种维生素，而且脂肪含量特别低，是非常好的减肥食品。而其中所含有的纤维素，不仅能够维持人体肠道通畅，还能够减少人体血液中的胆固醇和甘油三酯。刚采摘下来的黄瓜中含有一种物质——丙醇二酸，它能够阻止糖分在人体内转化成脂肪，所以经常食用黄瓜既可以瘦身，还可以预防心血管疾病。

可是，为什么黄瓜偏偏不能和番茄一起食用呢？

在黄瓜中含有一种酶，是专门分解维生素 C 的，当黄瓜同维生素 C 含量丰富的食物一同食用时，其中的维生素就会遭受到破坏，而且维生素 C 的含量越是丰富，遭受到的破坏就会越严重。番茄中的维生素 C 就非常丰富，若是在食用黄瓜的同时食用番茄，那么我们人体就不能得到番茄富含的大量的维生素 C 了。因此，在日常饮食中，食用一根黄瓜后再食用一个番茄，以及餐桌上同时出现西红柿菜肴和黄瓜菜肴都是非常不合理的吃法，应该尽量避免。

另外，在食用黄瓜的时候我们还应该避免炒制，凉拌或者生食的吃法才是最营养的，可以起到清热解毒、利尿消肿的作用，还可以协助减肥瘦身。

而西红柿在食用的时候最好选择炒制，因为其中的番茄红素只有在加热后才更利于人体吸收，此外，番茄红素溶于油脂，用食油烹调或者在上面撒些油，人体能够更好地吸收番茄红素。但是要注意一点，番茄红素在高温、有氧的情况下不能正常分解，所以，在烹调时应该选择快炒的方式，这样才能将大部分番茄红素保留在菜肴中，从而增强营养。

黄豆＋猪蹄——营养成分大量浪费

很多人都非常喜爱啃猪蹄，因其口感非常劲道。而且猪蹄还有美容养颜、滋补身体等功效。而在日常生活中，人们经常把猪蹄和黄豆搭配在一

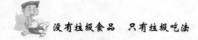

起食用，因为黄豆对于人体也有很好的滋补作用。然而食品营养专家却认为，猪蹄和黄豆不宜在一起食用。

猪蹄的营养非常丰富，这是众所周知的，它也是帮助产妇通乳下奶的良好食品。食品营养专家表示，猪蹄中含有大量的脂肪、碳水化合物和蛋白质，而且还含有多种维生素和矿物质等营养成分。猪蹄中的蛋白质在人体内转化成的 11 种氨基酸含量可以与熊掌相比。

从医学方面来看，猪蹄的用途非常广泛，其中大量的胶原蛋白参与构成肌腱、韧带等人体重要组织。

而黄豆的营养价值也是非常高的，黄豆中含有大量的蛋白质，经常食用黄豆可以使肌肤、毛发都得到润泽，从而让人更显年轻，还可以增强人体的免疫力。但是一旦这两种食物同吃，黄豆中的醛糖酸残基就会结合猪蹄中丰富的矿物质形成一种影响人体吸收的复合物，这样就造成了营养物质的浪费。

田螺＋猪肉——肠胃大受创伤

相信在很多家庭中都曾做过田螺塞肉，这道菜的做法非常复杂，但是风味别具一格，既有田螺肉的鲜美口味，又有猪肉的香美口味，汤汁饱满，深受广大人民群众的喜爱。但是这样美味的菜肴对健康却是有害的。

每当夏季来临，每家每户都要吃上几回田螺肉，田螺肉的味道非常鲜美，而且口味清淡，在经过炒制后，味道更是鲜香。不仅如此，它的营养还非常丰富，其中包括大量的蛋白质、维生素 A、钙质等营养成分，对眼睛非常有益。此外，田螺肉的热量非常少，对肥胖人士来说是非常好的瘦身食物。在《本草再新》中有记载，田螺肉可"入肝、脾二经"，所以，食用田螺肉可以清热、利尿、明目等，对于水肿、目赤、便血等病症都有一定的辅助疗效。

从以上内容来看，田螺肉对人体的健康不但无害，反而有益，那么为什么田螺塞肉这道美食就不能食用呢？

问题就出在搭配上了，猪肉酸冷寒腻，对于人体来说比较寒凉，而田螺肉也是寒凉之物，两者同食，就会严重刺激肠胃。尤其是肠胃功能本身就比较弱的人，千万不要将田螺和猪肉搭配在一起食用。

那么，田螺应该怎么样食用才对人体的健康有益呢？

田螺来自湖水、河水、池塘等有水的地方，若是它生长的环境不卫生，其自身也可能会受到污染，再加上很多人吃前没有等田螺自己排尽污染物，食用后就会同时吃进很多寄生虫。所以，将田螺买回后不要急于食用，先放在水中养几天，当它将脏物排尽后再食用才是最安全的。此外，在煮制的过程中，要将田螺完全煮透，避免寄生虫有所残留。

茶叶＋鸡蛋——丢失营养，刺激胃脏

茶叶蛋可以说是我国比较传统的一种食物，我们也经常在早餐时间食用它，深深的颜色加上淡淡的茶叶香，让人胃口大开。但是这样的食用方法是非常不当的，不仅对健康有碍，还没有太多营养。

家家户户都有茶叶，但是对于茶叶人们了解的只是皮毛。在茶叶中含有的咖啡因，对于缓解疲乏、振奋精神非常有效；其茶叶中的单宁酸，对中风疾病有一定的预防效果；茶叶中的氟化物，对牙齿疾病有一定的预防效果。不仅如此，不同品种的茶叶还有不同的功效，绿茶含有的大量的茶多酚，抗氧化能力非常强，能够协助人体抗击癌症、延缓衰老、消炎灭菌等；红茶对皮肤癌有防治的作用，是爱美女士不可多得的佳品。所以恰当地饮茶对身体的益处非常大。

鸡蛋是公认的营养丰富的食物，其中含有大量的蛋白质、卵黄素、多种矿物质元素和维生素等营养成分。此外，鸡蛋中还包含 DHA、卵磷脂，有助于人体神经系统和身体的发育，起到增强智力、提高记忆力的作用，老人经常食用可以预防智力减退；其中的维生素 B_2 对人体来说也是非常重要的。

这样看来，鸡蛋和茶叶都是对人体非常有益的食物，那么，为什么茶鸡蛋对人体的健康就有害呢？

因为茶叶中含有生物碱成分，在放入鸡蛋进行煮制时，这种物质就会进入鸡蛋中，鸡蛋中含有铁元素，铁元素在遇到这种物质时会形成另外一种物质，对胃部有着很强的刺激性，经常食用茶叶蛋，就会妨碍其中营养

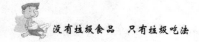

物质的消化吸收，从而对人体健康造成一定的危害。

此外，在茶叶中还含有单宁酸，在单宁酸的作用下，鸡蛋中的蛋白质会转变成一种很难被人体消化的物质，这样不仅造成了蛋白质的浪费，对人体健康来说也没有什么好处。

茶叶在烹饪中的应用非常丰富，不仅可以增添食物的风味，还可以去除油腻、预防疾病。比如茶水煮粥，将茶叶放入清水中煮开，捞出茶叶，在其中放入洗净的大米、白糖和适量的清水，米粥煮稠即可食用。

鸡蛋的烹饪方法多种多样，煎、炸、煮、蒸都是可以的，每天食用的鸡蛋数量不应超过2个，这样人体就可以充分吸收蛋白质了。

羊肉＋过热或过寒食物——影响营养还伤身

秋末冬初的时节，是非常适合吃羊肉的，不仅能够温暖人的身体，还可以滋补身体。但是在食用羊肉的时候，有一定的讲究，不是所有食物都能够与之搭配食用的。搭配不好，不仅不能使食物发挥出其真正的营养价值，还会对人体造成伤害。

现在就让我们一起来看看羊肉的饮食禁忌吧。

一、羊肉搭配荞麦面

孙思邈曾经说过"荞麦酸微寒，食之难消，久食动风，令人头眩，作面和猪羊肉热食不过八九顿，即患热风，须眉脱落，还生亦稀"，可见这两种食物搭配在一起是不合理的，荞麦属于寒性食物，食之可以起到降低血压、降温收汗的作用；羊肉是热性食物，其功能和荞麦处在两个极端，将这两种食物搭配在一起食用，它们的属性就中和了，不仅对人体起不到食疗作用，而且还会导致"动风"。经常一起食用这两种食物，还会导致热风症，眉毛和胡须还会掉落。

二、羊肉搭配豆瓣

《本草纲目》中有记载："羊肉同豆酱食发痼疾"，而我们在老一辈人的口中也曾听说过：猪不吃姜，羊不吃酱。羊肉属于大热的食物，不宜和豆酱一起食用，因为豆酱的功能和羊肉完全相反，如果总是将这两种食物一同食用，会对健康不利，很有可能会导致痼疾。

三、羊肉搭配乳酪

《金匮要略》中有记载："羊肉不共生鱼、酪食之，害人。"由此可见，这两种食物的搭配是非常不合理的，乳酪属于寒性食物，而羊肉属于热性食物，两者对人体起到的效果相反，而乳酪中又含有大量的酶，当这种酶碰到羊肉中的营养物质后，很容易对人体造成影响，而且营养价值也大大降低了。

四、羊肉搭配食醋

《本草纲目》中有记载："羊肉同醋食伤人心。"由此可见，在吃羊肉的时候是不能放醋的，醋属于温性食物，味道很酸，能够杀菌、活血、解毒等，非常适合与寒性食物搭配在一起食用，和羊肉不是很好的搭配。

此外，醋能够起到收敛的效果，会阻碍体内阳气的生成，而在羊肉的作用中就包括壮阳，两者搭配在一起，羊肉就不能正常发挥出对人体的温补作用了。

五、羊肉搭配南瓜

中医认为，羊肉是不能和南瓜搭配在一起食用的，因为南瓜性温，对人体有着很好的滋补作用，羊肉的热性很大，同样也是很好的滋补食品，两者搭配在一起就会造成人体火气过大，甚至还会造成消化不良，引发肚子疼胀。

六、羊肉搭配西瓜

这两种食物是不能同时食用的。羊肉性热，西瓜属于非常寒冷的食物，如果在食用羊肉后马上就食用西瓜，会使羊肉的温补作用大打折扣，还会对脾胃造成一定的伤害。

七、羊肉搭配茶

人们不能在吃羊肉后马上喝茶水。羊肉中含有大量的蛋白质，而茶叶中含有大量的鞣酸，二者相遇会发生反应，最终形成鞣酸蛋白质。鞣酸蛋白质在体内会对肠道造成影响，减缓肠的蠕动速度，从而使大便中的水分被肠道多次吸收，最终导致排便不畅。

除了以上七种食物外，在食用羊肉的同时、前后，还不能食用栗子、梨子、竹笋等食物。

还应注意，在我们的日常生活中，食用羊肉最多的方式就是"涮"，

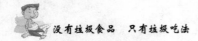

很多人以为涮羊肉最好用铜制的容器，其实并非如此。《本草纲目》中有记载："羊肉以铜器煮之：男子损阳，女子暴下物；性之异如此，不可不知。"也就是说，用铜制的容器涮羊肉，会对人体造成伤害。羊肉中蛋白质含量非常丰富，如果将其放入铜器中进行烹调，就会产生一些具有毒性的物质，不利于人体健康。

柿子有营养，吃柿子需谨慎

秋季到来，当柿子树的叶子全部凋零后，柿子就成熟了。完全熟透的柿子是橘黄色的，味道清甜，而且营养价值也非常高。

柿子中含有大量的维生素 C、胡萝卜素、葡萄糖、果糖、碘、钙、铁等营养成分，其中的维生素、糖的含量比很多水果的都要高，此外，在刚刚采摘下来的柿子中还含有黄酮、无机盐。

柿子不仅具有很高的营养价值，其在医学上的应用也非常广泛。新鲜的柿子具有药用价值，而柿饼、柿霜、柿蒂、柿叶都也可以入药。

现在我们来看一看柿子的药用价值：

一、新鲜柿子

新鲜的柿子口味甘甜，属于凉性食物，能够对人体起到润肺止渴、健脾养胃等作用。《本草纲目》对柿子有这样的描述："柿乃脾肺血分之果也。其味甘而气平，性涩而能收，故有健脾、涩肠、治嗽、止血之功。"可见，柿子的功效非常广泛。直接生吃能够润肺去燥，防止痔疮出血；食用柿子汁，能够治疗甲状腺肿；饮用没有完全熟透的柿子的汁水，能够解除燥热、滋润口喉。

二、柿饼

柿子饼口味甘甜，对人体能够起到润肺、清热、止咳、止血等作用。将柿子饼与川贝同蒸，能够治疗咳嗽；将柿饼与红糖、黑木耳共同放入水中进行煎煮，能够治疗痔疮出血；将柿饼与陈皮、糯米一同放入水中进行熬煮，能够防治慢性肠炎。

三、柿霜

在柿饼的表面通常会有一层白霜，这层白霜就是柿霜。柿霜入口甘甜，能够对人体起到清热、止咳、泻火、凉血等作用。《医学衷中参西录》有记载"柿霜色白入肺经，其滑也能利肺痰，其润也能滋肺燥。"也就是说柿霜能够润肺、化痰、去燥。用温水冲服柿霜，对咳嗽、咽喉炎症都有一定的疗效。在柿霜中加入适量的冰片、薄荷，能够治疗口腔炎症，但要外用，不可内服。

四、柿蒂

柿蒂口味略苦，对人体能够起到止咳、止血、下气等作用，可以与丁香、生姜共同入药，也可以与竹茹、赭石共同入药。

五、柿叶

新鲜的柿子叶能够起到降低血压、清热、促进消化、防癌抗癌等作用。用于洗澡，还能够起到杀菌、消炎等作用。

从以上内容来看，柿子的各个部位都是不可多得的宝贝。但是在食用柿子的时候也应该多加注意，柿子与很多食物是不能一起食用的。

一、柿子与螃蟹不能同食

《饮膳正要》中有记载："柿梨不可与蟹同食。"柿子与螃蟹都属于寒性食物，在一起食用，过寒的食物就会伤害到消化器官。

不仅如此，螃蟹中含有大量的蛋白质，而柿子中含有鞣酸，这两种物质结合在一起就会变成一种不能被消化掉的物质，从而对胃造成伤害，出现呕吐、腹痛、腹泻等症状，甚至还会导致中毒。

二、柿子与酒不能同食

柿子属于寒性食物，而酒与柿子恰恰相反，属于大热之物。酒精入胃，还会刺激肠道，使其分泌物增多。如果在这个时候吃柿子，柿子中的鞣酸接触到胃后，就会变得非常黏稠，当这种粘稠物质在进入肠道后，容易沾黏在纤维上，从而变成一个又大又黏的物块，很难从体内排出。时间长了，肠道就会阻塞，进而导致多种肠道疾病。

三、柿子与甘薯不能同食

甘薯中含有大量的淀粉，进入人体后会促进胃酸的分泌，此时食用柿子，不仅不利于柿子的消化，还会导致肠胃疾病。这是因为胃酸过多，柿子会产生沉淀。沉淀物过多，就会很难被胃消化掉，而由于沉淀物过大，不能排出胃外，所以，还会导致胃柿石，甚至还会造成胃穿孔，出现生命

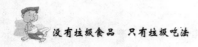

危险。

四、柿子与海带不能同食

海带中含有大量的钙质，而柿子中含有鞣酸，这两种物质相遇后会结合在一起，形成一种不易被消化的物质，不仅造成了营养物质的浪费，还会使身体出现不适感。

五、柿子与酸菜不能同食

酸菜在进入人体后会产生很多盐酸，而柿子在进入人体后会产生大量的胃酸，胃酸与盐酸相遇会产生一种不易被人体消化的沉淀物，从而导致胃石症。除了酸菜外，在吃柿子的时候饮用大量的水或者酸性的汤水也都是不可以的。

六、柿子与章鱼不能同食

章鱼属于寒性食物，单独食用不会导致腹泻，还可以对人体起到养血、收敛等作用。但章鱼与柿子同食却是万万不可的，因为柿子也属于寒性食物，两种寒性食物同食入胃，会刺激胃，从而出现腹痛、腹泻等不适症状。

七、柿子与鹅肉不能同食

鹅肉的营养价值非常高，其中含有大量的蛋白质。但是与柿子一同食用就会造成严重的后果，甚至还会使人出现生命危险。这是因为柿子中含有鞣酸，当蛋白质与鞣酸结合后，会形成一种被叫作咸鞣酸蛋白的物质，沉聚在肠胃中，很难被排出。

虾和维生素C——引发人体中毒

随着环境污染的日益严重，不管是河里的虾，还是海里的虾，体内都含有很高浓度的五价砷化合物，如果单独食用大虾，人体还不会出现健康问题，但是当大虾和水果同食进入人体后，这种物质就会与维生素C相互结合，生成具有毒性的三价砷，从而引发人体中毒。

不过，现代营养科学也认为，有些食物搭配在一起食用，会起到营养互补的作用，从而达到身体保健的最佳效果。比如西红柿炒鸡蛋，这道菜的搭配上是非常科学的。鸡蛋中含有大量的蛋白质以及多种维生素，比如尼克酸、B族维生素等，但是却没有维生素C，在西红柿中含有丰富的维生素C，如果将这两种食物搭配在一起烹饪，就可以起到营养互相弥补的作用。

第九章 食物的健康吃法

识别食物的颜色密码

五颜六色的食物总能勾起人们的食欲，特别是小孩子，经常会出现厌食的状况，但是如果桌面上摆满了色彩缤纷的食物，他们的"厌食症"就会跑光光。五颜六色的食物能够满足人们的视觉，提高人们的食欲，但是你一定不知道，从营养方面来说，食物的功效、营养和颜色有着不可分割的关系。

现在，让我们来看看每种颜色食物的营养价值和药用价值吧。

一、黑色食物

黑色食物其实就是含有黑色素的各类食物，比如乌鸡、黑豆、黑木耳、黑麦等。

在最近几年，人们非常推崇黑色食物，他们认为大部分黑色食物都来自大自然，其中不会含有人工添加剂；所含营养物质比较全面，而且品质高；还能够有效预防心脑血管疾病。事实也是如此，比如乌鸡，其中含有大量的人体所需的氨基酸，对女性的月经紊乱有调理作用，长期食用，可以增强人的体质。

从现代医学的角度来看，黑色食物的药用价值也非常高，可以延缓衰老、滋补肾脏、乌黑发丝、美容养颜等，还可以改善人体生理功能、加强唾液分泌、加强造血功能。

二、红色食物

红色食物是含有红色素的食物，比如胡萝卜、西红柿、红枣、苋菜、山楂、草莓等，它们大多都是呵护人体健康的良好食品。

红色食物可以强健身体，增强免疫力。在人体中有一种细胞（吞噬细胞）可以吞噬多种致病微生物，而红色食物可以加强吞噬细胞的生命力。经常食用红色食物，身体的抵抗力、免疫力都会得到加强。

一些红色食物比如红枣，它是产妇最好的补血食品，也是贫血患者的福音，还是女性经期后补血的佳品。因此，红色食物对于女性来说，是格外贴心的食物。

在所有的红色食物中，苹果对人体的益处是最好的，在西方国家有这样一句话："一日一苹果，医生远离我。"可见常吃苹果对健康的好处。苹果里面含有多种维生素和微量元素，这些物质都在维持着人体健康。另外，像苹果这样的红色食物，色彩能够让人精神振奋，从而提高食欲。因此，这种颜色的食物还是精神状态不好和抑郁症患者的良好食物。

三、紫色食物

紫色食物在生活中也是很多的，有茄子、李子、紫葡萄、紫玉米、紫洋葱、芥蓝等，它们都是心脑血管疾病患者的"福音"。

医学专家认为，紫色食物中含有花青素，能够降低心脏病的发作率，还能够预防血管硬化和某些原因引起的脑中风。

在我们的生活中，最常见的紫色食物就是葡萄，而它也是紫色食物中对人体非常有益的一种。经常食用葡萄，皮肤就会变得和葡萄一样水水润润的，而心脏也会更健康。对于皮肤比较干燥、粗糙的女性朋友来说，经常吃葡萄，皮肤的状况就会逐渐得到改善。此外，葡萄中还含有大量的维生素 B_1 和维生素 B_2，能够促进机体的血液循环。

营养学家还表示，有甲状腺疾病或有这类疾病家族史的人，应该定时吃一次紫菜等食物，补充体内的碘元素。

四、黄色食物

黄色食物中含有大量的胡萝卜素、维生素 A、维生素 D。维生素 A 对肠胃黏膜非常有益，能够预防胃炎等肠胃疾病；维生素 D 能够提高钙、磷在人体内的吸收率，可以在一定程度上预防视力下降、骨质疏松症等病症。这些食物包括黄豆、柚子、玉米、梨、韭黄等。

黄色的食物还可以起到舒缓心情、增加幽默感的作用，对人体的皮肤、消化系统、肝脏功能也都非常有好处。

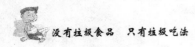

五、绿色食物

绿色食物在我们的生活中是最常见的，因为我们每天都要食用绿色的蔬菜。绿色蔬菜对于维持机体健康非常有益，其中含有大量的维生素 C，可以提升机体的抵抗力，并使人体远离多种疾病。这类食物是电脑工作者、脑力工作者、吸烟人士每天都必备的。

对于怀孕女性来说，更是应该多食用绿色食物。这是因为其中含有大量的叶酸，能够预防胎儿神经管畸形。而且，叶酸还能够呵护人体的心脏。所以，每个人每天都要食用绿色蔬菜，而且还应该保持种类多样化。

六、白色食物

人们在看到白色的事物时，就会镇静下来，而白色食物也能够起到相同的功效，能够安抚人们激动的情绪，所以患有高血压和心脏病的人士应该多食用一些。这类食物包括百合、冬瓜、银耳、花菜、豆腐、牛奶、豆浆等。

在这当中，奶制品、豆制品等都含有大量的蛋白质，而蛋白质是一切生命的物质基础，人体组织的更新和修补都离不开它。白米则是人们的主食之一，其中含有大量的碳水化合物，能够为人体提供能量。

通过以上内容，我们已经了解到了各种颜色蔬菜的营养价值以及对人体的益处。那么，应该怎样搭配这些五颜六色的食物呢？

一、花色配

意思就是将多种不同颜色的食物搭配在一起，烹饪成菜肴，但是要保证等量，使菜品色泽均匀、赏心悦目。此外，避免颜色过多，不要显得很杂乱。同时还应该突出主要食材。比如青椒鱼片这道菜，白绿分明，搭配和谐，让人眼前一亮。

二、顺色配

意思就是烹饪成菜肴的所有食材的颜色相同。通常可用于搭配浅色食物，这样的菜肴看起来非常清淡、素雅。比如焦熘三白，食材有鸡肉、鱼肉、竹笋，这三种食材都是白色的。但有时候这样的搭配不利于营养的补充，如果在里面添加一些深色食物，营养就会全面一些了。

三、点色配

意思就是给食材做点缀，但是这个步骤是在花色配的基础上进行的。在搭配的时候要注意颜色突出，最好点缀的食物可以弥补主体食材中的不足之处。这样不仅能够让菜肴更加赏心悦目，还能够增添菜肴的营养。

饮茶的合理时间和方式

饮茶是我国的传统文化，茶叶不仅是家家户户都必须备有的饮品，逢年过节时，还是礼尚往来的佳品。茶是非常好的东西，喝好茶，还可以起到养生的作用。而喝好茶的关键在于茶叶的挑选和喝茶时间的选择。

一、清晨

清晨起床，人体经过了一晚上的新陈代谢，体内已经非常缺水了，所以这时的血液比较黏稠。如果在这个时候能够饮用淡茶水，就可以给全身补充水分了，而且还可以降低血液的黏稠度，控制血压上升。尤其是老年人，若是在清晨来一杯淡茶水，对身体是非常有益的。那么，清晨喝什么茶叶最好呢？

答案是红茶。人在清晨刚刚醒来后，体内的各个器官都还没有完全激活，来一杯红茶，能够加强血液循环，并使身体暖和起来，保障大脑正常运转。

红茶对人体没有刺激性，可以在刚起床后喝一杯，也可以在用完早点后再喝。但是不能在不吃任何食物的时候喝，这是因为茶叶中含有咖啡因，而肠胃中如果没有任何食物，就会吸收过量的咖啡因。

二、午后

在午后，也就是下午三点钟左右，泡上一杯茶，能够起到提高人体的抵抗力、有效预防感冒、调理人体等作用。而这杯茶也是一天之中最不应该错过的，现在，有很多人都患上了富贵病，通过药物治疗，也不能将这些病全部治愈，但是如果每天都能喝一杯午后香茶，也许会起到比药物还强大的作用。

在午后，人们应该喝一杯绿茶或者青茶。一般来说，到了中午，人体的火就会特别大，绿茶和青茶就可以平定内火。青茶入肝经，可以清肝、化肝毒，而且其中还含有大量的维生素 E，能够延缓人体衰老；绿茶入肾

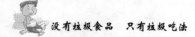

经，能够通利小便，排清体内浊水。此外，绿茶中还含有大量的茶多酚，具有抗氧化、消炎的作用。

三、晚上

有些人认为晚上喝茶会降低睡眠质量，但只要不太晚就没有问题。实际上，在晚上八点半左右喝一杯茶，人体的免疫系统很容易就会得到修复。但是在晚上饮茶一定要会挑茶，对于神经有些衰弱的人来说，晚上可以喝一些半发酵茶，不可以喝没有经过发酵的茶，比如绿茶，否则身体就会出现一些不良反应。

对于其他人来说，晚上可以喝一些黑茶。一天之中，人们进食了不少油腻物质，这些物质会存积在消化系统之中，如果晚上喝些黑茶，这些油腻的物质就会得到分解，从而促进肠胃消化。而且，黑茶比较温和，在饮用后，不会导致失眠。

除了清晨、午后、晚上这三个时段可以饮茶外，还有几种情况也是很适合喝茶的，比如：

（一）出大汗后

当人体在进行了大量的运动或者体力劳动后，身体就会流大量的汗液，特别是在高温下作业的人们，很容易会流汗，在这个时候，喝白开水会感觉不解渴，若是将白开水换成茶叶，人体中的水分就很容易得到补充，而且还可以使血液得到稀释，促进体内排出污物，缓解身体酸痛，从而减轻身体的疲乏。

（二）吃太咸的食物后

如果食用了大量过咸的食物，进入体内的大量食盐就会导致血压升高。特别是高血压患者，应该多吃清淡的食物。饮茶具有通利小便的作用，所以，如果食用了过咸的食物，喝一些茶水，就可以尽快排出盐分，维持血压正常了。有些腌制食品中含有不少硝酸盐，当这种物质在进入人体后，很容易同二级胺反应生成亚硝胺，它具有致癌的作用，饮茶可以阻碍这种致癌物的生成，但是需要注意一点，茶叶必须是绿茶，这样才能保证其含有大量的儿茶素。

（三）吃油腻食物后

肥腻的食物虽然美味，但是其中大量的脂类或蛋白质非常不容易消化，所以人在食用后感觉非常胀饱。如果在这个时候喝一些浓茶，这些肥腻的食物就会得到分解，和茶水混在一起成为乳浊液，从而更利于人体消化。但是饮茶时要注意一点，饮茶量要控制在一杯以内，因为胃中的食物需要胃液来消化，大量的茶水会稀释胃液，造成消化不良。

水果的最佳进食时间

人们爱吃水果，并不是因为它能给我们带来丰富的营养物质，而是因为它能够给我们带来很多味觉上的享受。水果的种类非常多，每一种水果都能带给我们不同的享受，有酸、有甜、有涩，还有很多说不上来的滋味。但是我们应该更看重水果的养生功效。

不同的水果含有的营养成分也不会完全相同，因此对人体的作用也有差异。很多人都不会利用水果来养生，连续很多天食用一种水果，而且进食水果的时间也没有规律。其实，这样很有可能对身体造成伤害。那么，我们应该在什么时候吃水果呢？这个问题要分类进行讨论了。因为水果的功能不同决定了它们最佳食用时间的不同。

一、早上吃水果

在清晨吃一些水果，对身体是非常有好处的，能够使人体保持大便通畅，还能够促进消化。不仅如此，清晨人们通常都是无精打采的，然而咬上一口水果，甜脆爽口，立刻就会唤醒你沉睡的精神，让你神采奕奕。

在早上最适合食用苹果、葡萄等水果，因为人体在夜晚进行休息的时候，全身的功能都比较微弱，其中就包括消化功能，如果在这时食用酸性太强或者口味太浓的水果，就会刺激肠胃，出现不适感。因此，清晨是比较适合食用温和、口感微甜的苹果和葡萄等水果的。

二、餐前有选择地吃水果

在进餐前，人们的肠胃是非常空的，如果没有选择地吃水果，就会对身体造成不良影响。因为有些水果是不能在空腹的时候食用的，比如圣女果、香蕉、柿子、山楂、橘子等。

圣女果中的某些成分在遇到胃酸的时候会生成一种无法溶解的物质，

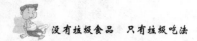

这种物质一旦将胃口阻塞，就会引起腹胀，出现不适感。而香蕉中含有大量的镁，人体内的镁含量过高，就会对心血管造成不良影响。而山楂非常酸，在腹中无食的时候食用会出现腹痛的感觉。

三、最适合在饭后食用的水果

用完餐，人体中肯定会存积很多食物和油脂，如果能够在餐后吃一些水果，不仅能够促进食物的消化，还能够清除口中的油腻感。

在餐后适合食用山楂、橘子、菠萝等水果。其中，山楂和橘子中含有大量的有机酸，在进入人体后，能够加强脂肪的分解，使食物得到更好的消化。而菠萝中含有菠萝蛋白酶，进入人体后能够促进蛋白质的分解，有加强脾胃的消化功能。

四、适合当做宵夜的水果

深夜是不适合吃水果的，因为水果中含有大量的糖分，很容易导致一天之中摄入的热量过多，从而使身体臃肿。此外，在宵夜的时候吃水果，人体很难将其消化掉，特别是在临睡前食用含纤维质多的水果，纤维会在肠道中发酵，膨大，从而导致人体腹胀难眠。而对于肠胃本身就不是很好的人来说，临睡前吃水果，对身体的伤害更大。但也有些水果适合在夜里吃比如桂圆。桂圆能够起到宁神的效果，如果在夜晚出现了失眠的症状，可以吃一些桂圆，很快便会进入梦乡。

试试食用营养强化食品

调查显示，最近几年，我国城乡居民的饮食情况已经有了显著的提高。但是我国居民通过饮食所获得的热量主要来自果蔬、谷物、面食等，动物肉类摄取得比较少，这样就造成了维生素 A、维生素 B_2 和多种矿物质元素等营养物质的严重缺乏。为了使我国居民的营养更加全面，国家建议居民多食用添加微量元素的食品。

那么，添加了微量元素的食品有哪些呢？

一、加碘盐

在我国的很多地区都出现过严重缺碘的现象，碘是我们每天都必须从食物中摄取的元素。但是有些地区的土壤和水源中没有足够多的碘，这样就会造成当地农作物、果蔬和动物摄碘不足，人经常食用这样的食物也会造成体内缺碘。那么，如何实现这类人补碘的需求呢？答案就是碘盐。在我国，大部分人食用的碘盐都是加碘酸钾的食盐，价格比较低廉，每天食用便可摄取更多的碘元素，从而改善了营养性贫血状况。

二、营养大米

人类的主食主要来源于谷物，而大米就是其中之一，它是多种微量元素的食物来源，比如锌元素、核黄素等。但是在大米加工的过程中，有些元素会流失掉，而颜色越白的大米，损失的营养物质就越多。为了让人体摄取更多的营养元素，国际上生产出了一种营养强化大米，这种大米是以大米粉为基础，在其中添加充足的营养元素，并与米粒混合生产的。与普通大米相比，这种大米更具保健功效。

三、铁强化酱油

在很多人的日常饮食中，蔬菜占据着主导地位，这样就导致了铁的低吸收率。因此，很多人都患有或轻或重的缺铁性贫血。针对这种状况，在市场上出现了一种铁强化酱油。实验表明，缺铁性贫血严重的地区的贫血儿童在食用这类酱油后，贫血比例比之前要低很多。

四、强化食用油

在日常生活中，有不少人都缺乏维生素 A，特别是儿童，我国广西省儿童缺乏维生素 A 的人数占当地全部儿童的 42%。而植物油是非常适合强化维生素 A 的，经常食用这类食用油，就可以改善维生素 A 缺乏的状况。

五、强化辅助食品

强化辅助食品有很多，比如配方奶粉。普通奶粉中虽然含有大量的营养物质，但是并不能满足所有婴幼儿自身的生长发育需求，因此，在市场上出现了很多配方奶粉。这种奶粉就是在其中添加了婴幼儿的营养元素，包括多种矿物质和维生素等，这样就可以满足不同体质的婴幼儿了。

六、添加益生元

这种物质是从植物中提取出来的，是一种对人体非常有益的菌类，主要添加在奶类、保健类和饮料类食品中，可以润肠通便、止泻。

那么，这些经过强化营养的食品对于我们的身体究竟有哪些益处呢？

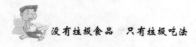

（一）促进成长发育

经过强化的食品，营养物质得到了一定的提升。若是人们能够恰当地食用，就能够补充身体营养。这一点对于青少年来说非常重要，能够使身高和体重都得到适当的提升。

（二）防治营养缺乏症

人体缺碘，就会患上甲状腺肿大，经常食用加碘盐，这种疾病就会得到缓解；而在克山病高发的地区推广加硒盐后，那里的人们患上大骨节病、克山病的几率就逐渐减少了。这说明，人们通过补充自己身体中缺乏的元素，可以达到防治疾病的目的。

（三）预防癌症

如果人们经常食用腌制的食品，其中的亚硝酸盐就能够引发人体患上癌症，但是在其中加入维生素 C、维生素 E 后，它们就会阻碍致癌物质的生成，从而达到预防癌症的目的。

（四）满足特殊人群需要

由于特殊职业或其他原因，有些人不能从饮食中获得足够的营养物质，比如在高温环境中工作的人员，他们需要额外补充一些维生素。在这种情况下，营养强化食品就是最好的选择。

三餐搭配

每个人每天都要吃饭，看起来所有人的饮食都没有什么差异，事实上，不同地域，不同年龄、不同的人往往吃着不同的早、中、晚餐。那么，当今社会物质丰富，在种类繁多的饮食面前，究竟有哪些才适合做早餐、哪些适合做中、晚餐呢？这需要根据食物的不同营养来进行搭配。

下面看看我们该如何搭配三餐吧。

一、早餐：营养摄取要充足

早餐是一天之中最重要的，往往说："早餐吃好些，午餐吃饱些，晚餐吃少些"，所以，我们的早餐应该是营养非常均衡的，这样才能让一整天拥有饱满的精神。通常情况下，我们每天需要从早餐中摄取 30% 的能量，最适合选择的食物包括以下几种：

（一）优质蛋白质含量丰富的食物，比如蛋类、乳制品、肉肠、豆制品等。

（二）维生素 C 含量丰富的食物，比如鲜果汁、蔬菜汁、水果、蔬菜等。

（三）碳水化合物含量丰富的主食，比如糕点、面包、花卷等。

（四）饱含水分的饮品，比如粥类、奶类、豆浆、果蔬汁等。

（五）提高食欲的食物，比如西红柿汁、鲜果汁、咸菜等。

以上食物都是可以在早餐时间食用的，分别从五类中选择一种搭配在一起食用是最好的。但是也有一些食物是坚决不能在早餐中食用的，包括一些肥腻、煎炸、干硬和辛辣的食物，在早上食用这些食物很容易造成消化不良。

此外，早餐是不能省略的，但是也不要吃得太撑。如果早餐没有吃饱，肚子感觉很饿，那么，可以从早餐中留取一种食物，等到上午十点左右食用；或者吃些水果。

二、午餐：为身体补充能量

对于人体来说，午餐也是非常重要的，学习、工作了一上午，身体中的能量已经消耗得差不多了，但是在下午要进行工作，没有能量供给是不行的。人体每天需要从午餐中获取 40％ 的能量，比早餐要多，所以午餐一定要吃饱，那么，午餐应该吃些什么食物呢？

与早餐一样，午餐也不宜吃得过于油腻。否则，午餐后可能会头脑发沉、昏昏欲睡，以致影响下午的工作。应以以下三类为宜：

（一）主食，比如馒头、米饭、花卷等。

（二）蛋白质含量丰富的食物，比如鱼类、肉类、虾类、豆类等。

（三）维生素 C 含量丰富的食物，比如蔬菜、水果等。

完美的午餐包含以上三种元素就可以了，但是要注意选择的肉类不能太肥腻，否则会让自己头脑晕沉，不利于学习和工作。还应该少吃油炸食品，比如炸鸡腿、炸肉串等。

享用完午餐，可以在下午三点左右加一餐，在这段时间可以吃些能量低的食物，比如西红柿、苹果、草莓、酸奶、饼干、燕麦粥等。

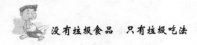

三、晚餐：清淡一些

晚餐摄取的能量不能超过午餐。在日常生活中，我们总是习惯晚餐丰盛一些，因为只有晚上才有充足的时间享受美食，但是这样却导致了各种富贵病。所以，我们应该改变这样的饮食习惯，让午餐丰富一些，晚餐清淡一些。与早餐一样，晚餐还可以食用一些口味比较清淡的粥类、汤品，千万不要食用油炸食品、肥腻的食物和奶油、糕点类的食物。

此外，在入睡前的两个小时还可以加一餐，这一餐主要就是简单的食物，比如一杯牛奶、一个苹果、一片面包。但是这一餐的前提是晚餐吃得清淡。

水果的营养翻倍法

众所周知，水果中的营养物质非常丰富，而且口感甜美，所以，水果几乎得到了所有人的青睐。一般人在吃水果的时候，都喜欢直接生吃，不仅方便，而且口感又好。但是，你知道水果在加热后是什么味道吗？水果在加热后，不仅味道会与之前差别很大，而且在进入人体后，会得到很好的消化和吸收，从而使水果的营养价值大大得到提升。不同的水果在加热后，对人体的作用也是不同的。现在我们来看看不同水果在加热后对人体所产生的作用。

一、苹果

研究显示，当苹果处于高温的环境中时，其中所含有的多酚类物质的量会得到一定的提升，多酚对人体能起到很好的保健作用，能够降低血糖、维持胆固醇水平、消炎杀菌。因此，将苹果加热再食用是非常健康的吃法。

通常来说，苹果的加热吃法有两种：一是烤，二是蒸。苹果中含有大量的果胶，在高温环境中，果胶会被分解，从而更好地被人体吸收。而其中所含有的膳食纤维本身就具有加强肠道蠕动、防止便秘的功效，如果用火烤苹果，苹果中的膳食纤维就会比没烤时活跃很多，对于大便不畅者来说，是一款天然的"泻药"。此外，在烤过后，苹果中的钙质也会比之前变得更容易被吸收。

（一）烤苹果

制作方法：

1. 将苹果清洗干净，将果肉切成块；

2. 取适量铝箔纸，将切好的苹果包裹起来，放入盘中，随后放进烤箱，调好温度；

3. 半小时左右，将苹果盘取出，剥开铝箔纸即可食用。

（二）蒸苹果

蒸苹果，就是将苹果放进蒸笼中蒸煮，苹果中含有果胶，这种物质在蒸过后会具有很强的收敛作用，对爱美女士来说，是一款美容养颜膏。

制作方法：

1. 将苹果清洗干净，连皮一起切成块状；

2. 将切好的苹果放进碗中，整个碗放进蒸笼中；

3. 5 分钟后，取出苹果即可。

二、梨

在天气异常干燥的秋季，梨是最好的水果，能够润肺生津、祛痰止咳。但是梨属于寒性水果，在天气寒凉的时候大口吃凉梨，肠胃会觉得冷飕飕的。对于已经感染风寒的人来说，吃生梨不仅不会起到止咳的作用，还会加重病情。其实只要将生梨变成了熟梨，就没有这种问题了。梨经过水煮后，其中的寒性会被消除，从而能更好地发挥出润肺止咳的功效。此外，梨籽中含有一种不能溶解的物质，但是经过水煮，不仅能够在人体内溶解，还能够将人体内多余的胆固醇排出。那么梨在加热后，都能够做成哪些美食呢？

（一）梨膏

1. 将梨清洗干净，用刀切成碎块，随后放入锅中进行熬煮；

2. 用文火慢熬，并在其中添加少许蜂蜜，几分钟后即可出锅。

梨膏制成后，不可急于食用，待食物冷却后，可取少许放入碗中，用开水冲服。

（二）丁香煨梨

1. 将梨清洗干净，用勺子将中间的核挖除，并在其中放入适量的丁香；

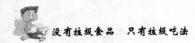

2. 用新鲜的菜叶子将梨包裹起来，随后整个埋进火灰中，一段时间后，取出梨即可食用。也可以将梨蒸熟食用。

（三）川贝蒸梨

1. 将梨清洗干净，用勺子将核挖除，取适量冰糖和川贝母一同混入梨中；

2. 将梨放入蒸笼中蒸制，几分钟后取出即可食用。

三、山楂

山楂味酸，能够促进消化、延缓衰老、防治癌症。在山楂中含有的牡荆素，对于多种癌症都有一定的治疗作用。山楂除了能生食外，还能够煮着食用。

（一）山楂粥

1. 将山楂和大米清洗干净，一同放入锅中，再在其中添加一定量的清水进行熬煮；

2. 当米粥煮至粘稠后，即可出锅食用。

四、柚子

通常情况下，我们在食用柚子时，都会将果肉吃掉，把果皮丢掉。其实，柚子果皮中的营养成分对人体也是非常有益的。其中含有的柚皮甙和芦丁等黄酮类物质，能够稀释血液的浓度、延缓衰老、瘦身美体。但是柚子皮的味道很不好，生食让人难以下咽。将柚子皮加热后，不仅味道变好了，对人的营养作用也会更加显著。

（一）柚皮茶

1. 将柚子皮清洗干净，用刀把柚皮上的白色部分切成小片，随后放入沸水中进行熬煮；

2. 10分钟后，将柚皮水倒入容器中，在饮用时取出一些，调入蜂蜜即可。

五、柑橘

过多食用柑橘，会出现上火的症状，而柑橘皮却能够清火，柑橘络中的营养成分也很多，比如维生素C、果胶，能够起到延缓衰老、缓解疲劳的作用。有一种办法能将三者的营养物质全部摄入，那就是烤柑橘。柑橘在烤制的过程中，橘皮中的营养物质会渗透出来，流进果肉中，从而使人得到更多的营养物质，而且多吃也不会上火。

烤柑橘

1. 将柑橘清洗干净，随后浸泡在温水中；

2. 一分钟后，捞出柑橘，擦净，用铝箔纸包裹严实，放入烤箱中；

3. 10分钟后，取出柑橘即可食用。

汤到底该怎么喝

在日常饮食中，很多人都非常喜欢喝汤，但是很多人都懒于做汤，一日三餐的烹饪就已经够麻烦的了，还要额外做汤，真的是很累。但是，汤不仅可以滋补身体，还可以在人体内得到很好的消化和吸收，并且可以暖胃，可以说是一箭双雕的好东西。

但是喝汤的讲究是很大的，不是有一张嘴就能喝到营养的。不能正确地喝汤，不仅会导致营养物质的浪费，还会使身体发胖。那么，怎样喝汤最营养呢？

一、饭前喝汤

喝汤的学问非常大，在饭前喝和在饭后喝对人体产生的作用和影响也是不一样的。有人说"饭前喝汤，减肥；饭后喝汤，增肥。"这句话是没错的。在饭前喝汤，口腔和食道会因为汤水的冲刷而变得湿润，在进食的时候，粗糙的食物就可以在不伤害食道的情况下"顺势而下"。不仅如此，由于饭前喝了汤，食物在进入胃部后，会更贴近胃壁，从而使人出现饱腹感，这样吃的食物就会有所减少，从而达到减肥的目的。研究表明，在进餐前喝一些汤，能够有效控制人的食欲，从而减少热量的吸收。

饭后喝汤则是非常不利于人体健康的。通常情况下，人在进餐完毕后就已经饱了，如果在这种情况下再喝汤，无疑会导致身体吸收过多的营养物质，时间长了，身体自然就会肥胖。而且，刚刚吃饱，胃内需要大量的消化液来消化食物，饭后喝汤会冲淡消化液，不利于食物消化。

二、中午喝汤

一天之中有三餐，那么，在哪一餐喝汤才是最健康的呢？专家表示，在中午的时候喝汤是最健康的，因为这时喝汤所吸收的热量是最少的。所以，不想变胖还想品尝鲜汤的人士应该选择在中午喝汤，千万不要在晚上喝汤，晚上的运动量是一天之中最小的，因此，吸收的营养物质存积在体内不会被消耗掉，从而使身体一点点肥胖起来。

三、做汤的食材最好为低脂肪食物

饭前喝汤能够促进食物的消化和吸收，但如果汤中的脂肪含量高了，人体就会很容易发胖。所以，在做汤的时候，一定要挑选低脂肪、低热量的食材。比如西红柿、瘦肉、海带、萝卜、丝瓜、兔子、虾米等。如果非要用高热量的食材烹饪汤品，那就在煲汤的过程中用汤勺将汤表面的脂肪捞出来，这样就可以避免吃进过量的脂肪了。

四、喝汤的速度越慢越好

营养学家表示，吃饭的时间越久，食物越能够得到充分的咀嚼，从而更利于人体的吸收，使人很快产生饱胀感。那么，喝汤的道理也是一样的，喝汤的时间比较久，食物就会在喝的过程中被慢慢消化了，当汤还没有喝完的时候，人已经产生了胀饱的感觉。如果喝汤的速度非常快，那么，当你感觉到很饱的时候，其实已经摄入了过量的食物。

一些食物的合理搭配法

再营养的食物，如果没有合理的搭配，也只是垃圾食品；营养再匮乏的食物，只要搭配的合理，营养一样也是非常丰富的。食物的合理搭配非常重要，搭配不当，不仅营养会达不到理想的效果，还有可能损害到自己的身体健康。因此，在生活中，我们应该善于搭配食物。

在日常生活中，很多人对食物的营养成分并不是很清楚，在烹饪的时候，盲目地把所有的营养物质全部添加到同一个锅中，以为这样就可以获得到更多的营养物质。其实，这样的饮食很有可能会造成营养物质的浪费，甚至危害人体健康。还有些人总是追求口味，从不考虑营养。这样同样可能会危害人体健康。比如茶鸡蛋，在茶叶中含有一定的酸性物质，这些物质很容易与鸡蛋中的铁相互结合，从而伤害到胃，影响到消化、吸收。

总体来说，在日常生活中，我们应该注意以下这几点搭配原则：

一、主食与副食搭配

主食一般都包括燕麦、玉米、小米、高粱等，这些食物含有大量的矿物质，矿物质是不自行在体内合成的，只能从杂粮类食物中摄取。所以不吃主食，只吃蔬菜、肉类会造成营养物质的缺乏。

二、酸性与碱性搭配

肉类、蛋类、鱼虾、禽类等都属于酸性食物，它们都含有丰富的磷、硫、氯等非金属元素；水果、蔬菜、奶制品、豆制品等都属于碱性食物，其中包含大量的钙、钾、镁等金属元素。如果人体进食了大量的酸性食物，就很容易出现身体疲惫、记忆力下降、注意力分散、腰酸背痛等症状，增加患病的风险，因此，人们在进食酸性食物的同时，应该摄食适量的碱性物质中和一下。

三、干与稀搭配

总是食用较干的食物，就会加重肠胃的负担，造成消化、吸收不充分，从而导致便秘；总是食用较稀的食物，就可能会导致人体缺乏维生素。所以我们在饮食上应该注意干稀搭配。

四、粗茶配淡饭

随着社会的飞速发展，人们的生活质量有了一定的提升，几乎每天都能享用到大鱼大肉，这些美食确实也带给我们不少味觉上的愉悦，但是长期食用如此营养的食物，人体就会出现肥胖的状况，从而引发了多种疾病，还会使人过早衰老。事实上，普普通通的粗茶淡饭是最健康的饮食，也不会让人营养不良。

粗茶不是我们家中陈列在收藏柜中的上等茶叶，而是在春季末，茶农采摘下来的非常苦涩的劣质茶叶。有关专家表示在春末夏初时节，气温逐渐回暖，茶树就会生长得非常快，枝繁叶茂。这种茶叶中存在不少非常苦涩的物质，给人的口感非常不好，但是这种苦涩的物质（茶多酚、苏丹宁、茶多糖）对人体健康非常有益。茶多酚是一种天然的抗氧化剂，可以阻碍自由基对人体的伤害活动，能够延缓人体衰老，而且还能够防止火腿肠中的亚硝胺等具有致癌作用的物质对人体造成的伤害；而苏丹宁可以预防高血脂、血管硬化，并且能够通畅血管、维持心脑血管的正常工作。不仅如此，粗茶的价格还非常低廉，是普通百姓都可以选择的饮品。

那么，淡饭又是什么呢？淡饭在这里指的并不单单是主食，还有蔬菜、水果、肉类等具有丰富蛋白质的绿色天然食物。大部分人都以为绿色天然食物是素食和粗粮，其实，它是相对于精致加工的食物而说的，比如低脂肪含量的鸡肉、鱼肉等。在蔬菜当中含有多种维生素、多种矿物质和纤维素等营养物质，可以在一定程度上预防排便不畅和消化道病症，利于人体对蛋白质、糖分、脂肪的吸收，并帮助身体将多余的胆固醇排出体外，有效预防高血脂，维护心脑血管的正常运转。另外，淡饭在这里还特指饮食清淡。饮食过咸对人体的危害是非常大的，很容易导致中风和心脑血管疾病。

通过以上内容的介绍，我们就知道了平时粗茶淡饭可以让身体免受很多疾病的侵袭。当然，吃粗茶淡饭也不能盲目，主要原则为：以蔬菜、水果等植物性食物为主，以肉类等动物性食物为辅，粮豆搭配食用，米面定期交替食用，并适当喝粗茶。

为了能够让粗粮被人体充分吸收，并发挥出其应有的营养作用，我们在日常饮食中应该注意以下几点：

1. 在食用粗粮的时候应该喝一些水　粗粮中含有大量的纤维素，纤维比较粗糙，人体的胃部不太"喜欢"这样的口感，所以，一定要在吃粗粮的时候多喝一些水，通常情况下，吃多少粗粮就要补充多少水分。

2. 循序渐进食用粗粮　营养专家表示，如果在平时很少吃粗粮，却突然一下子食用了很多粗粮，或者平时食用的粗粮比较多，却突然一下子吃精米白面，这样对于肠道来说，是非常不好的。那些总是食用肉类的人，为了更好的消化和吸收，不要突然食用大量的粗粮，一点一点增加食用量才是最好的。

3. 平衡膳食　食用粗粮是对身体非常有益的，但是餐桌上不能只有粗粮，或者每天都吃粗粮。应该注意均衡膳食，有荤有素，有细有粗。在一周之内食用三次粗粮是最合适的，具体情况还要根据个人的身体状况来定。

在日常饮食中，如果我们能够按照以上三种饮食原则来搭配饮食，那么，人体在每天都能获得足够的营养物质，从而保证了机体的健康。

五、动物类肉食与蔬菜的最佳搭配

很多人烹调动物类肉食的时候做法都非常简单，就是单纯炖肉，在其中添加炖肉调料后，盖上锅盖就等着食用了。其实，单纯炖肉对身体的健康并没有太大的好处。在肉食中加入一些蔬菜才是最健康最营养的菜肴。

营养学家表示，选择食材，烹饪好动物类肉食也是很有讲究的。肉类的营养显然是非常丰富的，但是如果只是单纯地烹饪肉食，而没有和其他蔬菜搭配好，那么，肉质中的营养物质在人体中吸收起来就不会那么顺畅了，还容易因摄入过多的胆固醇，易引发心血管疾病。

因此，当我们在烹调肉食时，应该搭配适宜的蔬菜。这样一来，不仅利于蔬菜在体内的消化吸收，还可以促进肉类食物中的胆固醇和在人体内产生的有害物质的排出，而且搭配适宜的食物还能够对身体起到滋补、辅助疗病的作用。

那么，不同的肉类应该和哪些蔬菜搭配在一起烹调呢？

1. 牛肉搭配土豆 牛肉中含有大量的蛋白质、矿物质元素和 B 族维生素和铁元素。人体在进食牛肉后，会吸收多种维生素所必需的脂肪酸。精牛肉的脂肪含量要比嫩牛肉中的多，嫩牛肉中的热量比较少。

土豆中的淀粉含量非常丰富，能够为人体补充一定的热能，但不足之处就是缺乏大量的蛋白质。如果在烹调牛肉的时候加入一些土豆，牛肉中大量的蛋白质就可以弥补土豆中蛋白质的不足。而且土豆的加入可以供给人体大量的热能，这样就可以避免人体将牛肉中的蛋白质当成能量供给源而消耗掉了。

此外，这样的搭配不仅在营养上可以达到互补的效果，酸碱上也可以达到平衡。土豆中的营养物质大多都是碱性的，而牛肉中的营养物质大多都是酸性的，两者搭配在一起，可以避免体内酸碱度失衡，从而避免出现中毒现象。

2. 羊肉搭配生姜 羊肉中的营养物质非常丰富，其中包含多种维生素、蛋白质、氨基酸，而且在羊骨中还包含丰富的多种矿物质钙元素，比如钙、锌等。与其他动物性肉类相比，羊肉中胆固醇含量比较低，而且非常利于人体消化吸收。此外，羊肉还具有食疗功效，能够改善肺虚，温补

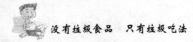

滋阴。甚至有人发现在羊的体内存有一种可以抗击癌症的物质，通过控制癌细胞的生长来达到防治多种癌症的目的。用羊杂烹饪的汤品还具有延缓衰老的作用。

生姜，也属于辛温的食物。生姜可以止痛、祛风湿、去除异味，在一定程度上还可以增强羊肉的温阳祛寒作用；将生姜搭配羊肉同食，便可以改善四肢发冷、风寒风湿等症状。

3. 鸭肉配山药 鸭肉属于凉性食物，能够清热、解毒、滋阴。其中含有较丰富的蛋白质、脂肪、碳水化合物、各种维生素、多种矿物质等，非常适合在夏季食用，不仅补充了大量的营养物质，还起到了清热祛暑、增强体质的作用。

此外，鸭肉中并没有大量的脂肪，而且其中的不饱和脂肪酸和低碳饱和脂肪酸在温度达到 35℃ 左右就分解了。其中的钾元素含量比任何禽类都要多，还包含很多铁、锌等微量元素，因而对于患有心脏疾病的患者来说是非常好的一款食物。而鸭血、鸭肝、鸭蛋清从中医角度来讲还有一定的药用价值。

山药的主要作用就是滋阴，而鸭肉也可以补阴，两者同食，滋阴润肺的作用就会更强。

4. 兔肉搭配胡椒 兔肉的价值不仅仅表现在营养方面，在药用方面也有其特有的功效。兔肉中含有大量的维生素、矿物质，其中钙质最为丰富，所以非常适合孕妇、产妇、婴幼儿食用。而且其中还含有大量的卵磷脂。这种物质可以降低血小板的凝聚力，还可以预防血管疾病。卵磷脂含有一种可以维持大脑功能的物质——胆碱，它可以在一定程度上增强人体的记忆力。

兔肉的药用价值还体现在补中、凉血、解毒方面，对于大病初愈者、大便不畅者、幼儿不出疹等都具有一定的辅助治疗作用，还可以补充人体血液中的磷脂，减小胆固醇对人体的不良影响，从而起到防治动脉粥样硬化的作用。

此外，在烹饪兔肉的时候添加一些胡椒，对于胃寒、经常性腹泻的人来说是非常好的一道美食。而且这道美食还可以达到温补脾胃、预防癌症的目的。

5. 鸡肉搭配蘑菇　鸡肉中含有大量的蛋白质，脂肪、多种矿物质元素、多种维生素等营养物质，可以增强智力、强健体魄、补精添髓，对于身体正在成长发育的少年儿童、脑力需求大的脑力劳动者和身体虚弱的老年人来说是非常有益的。

蘑菇中的蛋白质含量比较高，其蛋白质中的氨基酸不少于 18 种，而且还非常利于人体吸收。此外，蘑菇中还含有多种维生素，其中包括维生素 B_1、维生素 B_2、烟酸、维生素 A、维生素 PP、维生素 C、维生素 D。

鸡肉中的蛋白质含量也比较高，脂质含量比较少，而蘑菇中的蛋白质、维生素非常丰富，两者同食，可以降低血糖。

6. 狗肉搭配松子　狗肉属于温性食物，可以健脾和胃、滋补身体、壮阳。在《本草纲目》中有记载，狗肉可"安五脏，轻身益气，益肾补胃，暖腰膝，壮气力，补五劳七伤，补血脉"。

松子也可以起到壮阳的作用。从中医的角度来看，松子仁属于温性食品，能够壮阳补骨、益血美颜、润肺通肠。松子仁含有大量的不饱和脂肪酸、优质蛋白质、多种维生素和矿物质。如果长期食用，可以增强体质、预防衰老、淡化皱纹、美颜润肤，可以说是体质虚弱的中老年人非常不错的食品。

在烹调狗肉的时候添加一些松子，不仅可以去除肉中的异味，还可以有壮阳的作用。

生菜该怎样吃

蔬菜的品种非常多，单单生菜就有很多种。虽然每种生菜都含有大量的维生素 C、维生素 E、钙、胡萝卜素等营养物质，但是深绿色的半球形生菜是最有营养的。虽说生菜的营养价值非常高，如果没有采取适当的吃法，也会使其失去应有的营养价值。

现在就给大家推荐几种让生菜既营养又好吃的吃法：

一、生吃生菜

生吃生菜是大部分家庭食用生菜时采用的方法，当然这种吃法也是非常健康的，生菜没有经过高温，因此保留了当中所有的营养物质。其中含

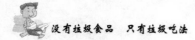

有维生素 E，可以加强血液循环、净化血液、延缓衰老、调节月经；而其中含有的铁，可以起到预防贫血的作用；其中含有的矿物质元素，能够使人安静下来，对睡眠非常有益。另外，生菜还能够减轻粉刺、通小便、维护口腔健康等。因此，生吃生菜是非常好的。

生菜可以蘸酱食用，也可以和其他蔬菜一起拌成沙拉。但是要注意一点，生吃前一定要将蔬菜彻底清洗干净，此外，生菜偏凉，对于肠胃不好的人来说，应该少吃一些。

二、蚝油生菜

蚝油和花生油是不一样的，它本身不属于油脂；人们在对牡蛎进行加工时，会剩余一些汤，对这些汤进行过滤、浓缩，最后就会得到蚝油。其中的营养物质非常丰富，因为牡蛎属于海产品，所以耗油具有一定的鲜味，非常适合做调味料。蚝油生菜能够降低血压、血糖、血脂，还可以延缓衰老、通利小便、加强血液循环、维护心脏以及肝脏的健康。

三、生菜炒豆腐

生菜炒豆腐是营养价值非常高的菜肴，属于低脂、高蛋白、高维生素的菜品，对人体能够起到清肝利胆，滋阴健肾，美白皮肤、瘦身减肥等作用。对于眼睛红肿、咳嗽、肺热咳嗽、腹胀等症状也是有帮助的。

四、菌菇炒生菜

菌菇中的蛋白质非常丰富，而且非常利于人体吸收，能够对人体起到除燥化痰、滋补脾脏等作用。而蘑菇炒生菜能够缓解咳嗽、多痰、呕吐、腹泻等症状。

五、清炒生菜

清炒生菜，不在其中添加任何辅菜，清淡爽口，能够对人体起到缓解失眠、通利小便、降低胆固醇、加强血液循环等作用，对神经衰弱的治疗也有一定的作用。

六、蒜蓉生菜

蒜蓉生菜，具备清炒生菜对人体的作用，又因为其中添加了大蒜，所以还能够灭菌、消炎、控制血糖、滋补大脑。生菜中的维生素非常丰富，能够美颜润肤、预防牙龈出血，并防治维生素 C 缺乏症等。大蒜对人体也非常有益，能够健胃、杀菌、解毒等，对于感冒、咳嗽、腹泻、痢疾、

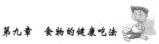

肺痨等病症都有辅助治疗的作用。

以上几种生菜的吃法都非常营养，但是比较来说，菌菇炒生菜是最好的。因为清炒生菜和生吃生菜中只有生菜，没有其他蔬菜，因此，营养和功效都不及其他生菜吃法；而豆腐炒生菜的营养虽然非常丰富，但是介于豆腐中有大量嘌呤物质，这道菜并不适合大众食用；蒜蓉生菜的营养价值也是非常高的，而且还具有养生功效，但是有些人不能经常食用，比如白内障患者，这是因为蒜蓉生菜中使用了大量的大蒜，长期食用大蒜会伤害肝脏，对眼睛非常不利。因此，最营养、最美味、最适合普通大众使用的生菜吃法就是菌菇炒生菜。

萝卜的健康吃法

秋冬季节，各种大棚蔬菜都已经走进市场，五颜六色的，非常吸引人的眼球。相比之下，萝卜就显得毫不起眼了。但是对于会养生的人来说，是绝对不会忽略这种价格便宜、营养丰富的食物的。

萝卜在我们的饮食中已经有很长的一段历史了，萝卜虽然外表并不起眼，没有美丽的花朵，也没有茂盛的菜叶，只有光秃秃的根茎，但是这看似无奇的根茎是非常有营养的。只要我们能够对其进行适当的加工（烹饪），萝卜就会变成美味又营养的菜肴。那么，我们先来介绍一下萝卜中的营养物质吧。

萝卜中的营养成分对人体非常有益。其中含有大量的钙、铁、锰等多种无机物，以及粗纤维、葡萄糖、蔗糖、果糖等营养物质。我们可以将萝卜做成美味的菜肴，还可以直接生吃。明代李时珍对萝卜的食用方法有过这样的描述："可生可熟，可菹可酱，可豉可醋，可糖可辣可饭，乃蔬中之最有利益者。"而现代的美食家、烹饪学者聂凤乔觉得祖先总结的还不很全面，因此又给萝卜的食用方法做了以下补充："可干可渍，可糟可熏，可蔬可果可药。"

萝卜只要熟透了，用双手将其从地下拔出，清洗干净后就能直接食用了，不用经过烹饪，咬上一口，甜甜的、脆脆的，吃后非常爽口。特别是被雪掩盖过的萝卜，更是爽口脆甜。清代植物学家吴其浚这样描述吃过萝

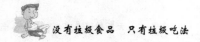

卜的感受："琼瑶一片，嚼如冰雪，齿鸣未已，众热俱平，当此时何异醍醐灌顶？"可见萝卜是多么的美味！其滋味绝对能和水果相媲美。

萝卜中的维生素 C 含量也非常高，比苹果中的还要多，是蔬菜中的佼佼者。而且不会因为温度的变化而流失。在进入人体后，能够滋润皮肤，防止皮肤产生色斑，使皮肤光滑嫩白。不仅如此，萝卜还能够促进机体消化，这是因为其中含有大量的粗纤维，能够促进肠胃的蠕动，而其中的辛辣物质还能够加强消化液的分泌，从而使食物更好地被人体消化、吸收，避免出现腹胀的状况。特别是在晚饭后，吃一块萝卜对消化大有益处。

此外，经常饮用白萝卜汁，能够起到润喉、化痰的作用，有效避免喉咙干痛的状况。白萝卜汁的做法非常简单：将白萝卜清洗干净，切成小块，放入榨汁机中，再在其中倒入一定量的水，每天饮用两三次。对于身体状况不是很好的人来说，不要饮用太多的白萝卜汁，否则会产生不良后果。对于哮喘患者来说，在饮用萝卜汁前应该在其中加入一些梨汁或者甘蔗汁，对病情会有一定的好处。

萝卜对人体的益处确实是非常大，但是只有采用正确的食用方法，才能让萝卜发挥出其真正的作用。那么，怎样吃萝卜才能让萝卜更营养呢？

一、带皮生吃

萝卜的营养成分不完全存在于萝卜心中，萝卜皮中也富含大量营养成分，比如钙，占整个萝卜含钙量的 98％ 以上。所以，虽然萝卜皮会有些辛辣，但也应该食用一些，这样摄取到的营养物质才会更全面。

二、分段生吃

通常情况下，萝卜中各个部位所分布的维生素 C 含量是不同的，其中从顶端到以下 5 厘米的部位所聚集的维生素 C 含量是最多的。但是萝卜的这部分是比较硬的，不容易咬，因此，在食用的时候，可以将其分段或者切成丝。萝卜的中间部位含有大量的糖分，口感清脆，可以将其切成块状同其他蔬菜拌成沙拉。而对于淀粉酶和芥子油等含量比较丰富的尾部，可以腌成咸菜食用，经常吃一些，能够提高食欲，促进机体消化。

但还是强调一点，萝卜属于寒凉食物，对于肠胃不是很好的人或者子宫脱垂患者来说，应该少吃或不吃萝卜。

芋头的营养吃法

秋季是丰收的季节，在市场上，我们可以看到一个个的芋头上市了。芋头是很多人喜爱的食物，其甘甜的滋味，绵绵的口感，似有似无的淡淡清香，让人在看见它黑乎乎的外表时就已经流口水了。

我们平时食用的是芋头的根茎，其中含有大量的淀粉，还包含少量的蛋白质、纤维素、多种维生素和多种矿物质元素等营养物质。陶弘景的《名医别录》中对芋头的功效有这样的描述："宽肠胃、充肌肤，滑中。"而《食物本草》中也对芋头大加赞美："疗烦热，止渴，令人肥白，开胃，通肠闭。"可见，芋头真是一种对人体非常有益的食物。尤其是在秋天，最适合吃一些芋头，能够起到滋养胃部、促进消化、去燥止渴等作用，还可以使人的皮肤嫩白细腻。

秋季收获的芋头格外"滑、软、酥、糯"，是天然美味。将芋头黑乎乎、毛茸茸的外皮洗干净，扎几个小孔，放入锅中用清水煮熟，再剥去外皮，就露出了清香甘糯的芋肉，入口绵软，便于下咽，易于消化，很适合老年人作为主食食用。芋头碳水化合物含量高达 10％～25％，每 5 斤可顶米面 1 斤，这与甘薯、马铃薯相似，但不同的是，芋头的血糖指数比甘薯和马铃薯都低。在物资紧缺的年代，芋头是拿来顶粮的。传说，西汉著名才女卓文君的祖上是赵国人，秦破赵后，命令卓氏一族迁出赵地。文君的祖先很有远见，说："我听得四川岷山下的原野上遍产芋芳，迁到那里子孙可免饥饿之患。"于是，举族迁至岷山边的临邛。后来，卓氏子孙就靠芋芳度过了一次又一次的饥荒，得以延续香火。文君的父亲卓王孙甚至因此成了著名大富商。

既然芋头对人体有这么多的益处，那么，怎样吃芋头，才能最大限度地保留其中的营养物质呢？

一、将其作为主食

芋头的肉质比较绵糯，可以煮、煨、烤、蒸等，是比较适合做主食的。在平常百姓家中，我们经常会蒸或者煮芋头，但是在很遥远的时代，人们并不喜欢蒸煮芋头，而比较喜欢煨芋头。南宋诗人范成大对煨芋头就

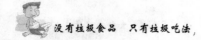

有这样的赞美："莫嗔老妇无盘，笑指灰中芋栗香"。那么煨芋头应该怎么做呢？做法很简单，就是将没有削皮的芋头埋进还没有完全烧尽的灰中，用灰土的热量将芋头烤熟。当芋头煨熟后，轻轻将芋头的外皮撕开，香甜的味道一下子就会触动你的嗅觉，口感非常细腻。

二、将其烹饪成菜肴

芋头有很多种烹饪方法，比如炒、烧、烩等。芋头本身的味道是比较淡的，但是与它一同烹饪的菜肴的滋味会润进其中，可以说遇到什么滋味，芋头就会变成什么滋味。在这里给大家推荐一款芋头菜肴——陈皮芋头鸭，这道菜非常适合秋季食用，能够强健脾胃、滋阴除燥。具体做法如下所示：

（一）准备适量的鸭腿、芋头、大葱、陈皮、葱、姜、酱油、茴香、精盐、黄酒、白糖，将鸭腿、芋头、陈皮、葱、姜清洗干净，鸭腿剔除骨头，切成块状，芋头去皮，切成小丁，大葱、陈皮切成丝状；

（二）在锅中倒入一定量的食用油，烧至七、八成熟的时候，放入葱、姜，随后再放入鸭腿，当鸭腿变色后，在其中倒入一定量的清水，加入酱油、茴香，用猛火将水烧开，再倒入少许黄酒，在其中添加适量的精盐、白糖、陈皮丝，然后用文火熬煮；

（三）当鸭腿煮熟了，将芋头倒入其中，盖上锅盖熬煮；

（四）当鸭肉、芋头熟烂后，用猛火将汤汁熬至黏稠即可出锅。

三、将芋头做成甜品、羹、粥

芋头的吃法真的很多，将其和粳米一同熬成粥或者做成甜点也是非常好的选择，比如：芋头糯米粥、芋头糕、芋米饼等。只有你想不到的，绝对没有做不成的。

通过以上内容的介绍，我们可以得知，芋头的吃法多种多样。其实，想要芋头更加营养，除了要注意烹饪方法外，选购也是很重要的。在挑选的时候，不要买太大的，也不要买太小的，大小、"胖瘦"适中是最好的。此外，在购买的时候要留意，芋头上粘有少许湿泥的最好，因为这样的芋头比较新鲜。

大蒜的营养吃法

很多人吃大蒜只是将其作为调料，起到调味的作用，或者在吃饺子的时候生吃几颗大蒜，很少有人对其进行处理，做成美味又营养的食物。现在就给大家推荐几种既美味又营养的大蒜吃法。

一、酱油腌蒜

酱油腌蒜，顾名思义，就是用酱油腌的大蒜，是一种非常美味的腌菜，但是由于在腌制的过程中放入了大量的酱油，因此在腌制好的大蒜中，有 1/10 的部分都是盐分，所以在食用酱油腌蒜的时候一定要控制量。否则，时间久了，就会对身体造成不良影响。

而对于本身血压比较高、肾脏功能不好的人来说，一天吃一瓣是最安全的。

二、醋蒜

醋蒜又被称为腊八蒜，通常只有在腊八的时候才能够吃到腊八蒜，这种蒜的做法是非常的简单，将剥好皮的蒜瓣放入醋瓶中，然后盖好瓶盖，搁放在通风阴冷的地方，一段时间以后即可食用。

在泡制的过程中，蒜瓣会由白色渐渐变成非常漂亮的碧绿色。而腊八蒜的味道也是非常有特点的，是饺子和馅饼的最佳"拍档"。经常食用腊八蒜，能够起到增强体质、降低血压等作用，但是如果一次性食用了过量的腊八蒜，会使人出现疲倦感。

尽管如此，这一小小的缺憾还是不能消灭人们对于腊八蒜的喜爱。特别是人们非常好奇它为什么会出现颜色上的变化。其实这个问题并不难理解，经过研究发现，腊八蒜中含有绿色素，但是这种绿色素并不是一放进醋中就会马上产生的，而是由蓝色素和黄色素结合而成的。事实上，在对大蒜进行其他方法的加工时，它也有可能会变成碧绿色。所以说这种现象并不是腊八蒜独有的。

此外，这种颜色的变化可以帮助我们判断腊八蒜的品质，如果将蒜在醋中浸泡一年，大蒜的颜色就不是绿色的了，而是茶色，还会散发出一种香味，口感也非常好。

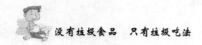

三、酒泡蒜

将大蒜浸泡在酒中，能够使其发挥出治病的效果。但是想要得到这样的效果，吃酒中的大蒜是没用的，要喝浸泡过大蒜的酒。

大蒜酒中含有大量的蒜素。当人在喝大蒜酒的时候，蒜素随着酒精一同进入了胃中，并被胃部充分吸收。

通常情况下，对于消化功能不好的、饭后胃疼的、夜晚胃疼的人来说，每天饮用一定量的大蒜酒能够使不良症状得到逐渐改善。但是不要急于求成，一下子饮用大量的大蒜酒。要循序渐进，每天增加一点点。

其实，不仅可以用大蒜泡酒，也可以用雏菊、淫羊藿草和大蒜一起泡酒，这样既可以消除大蒜的臭气，也可以让雏菊和淫羊藿草的有效成分配合蒜素的活动，发挥出大蒜的最佳效果。这是中医的传统方法，使用多种类药材混合泡酒，给整个人体带来活力。这样的混合泡酒还能起到安神的作用。

四、闷烧大蒜

我们知道，在炉子的底端会有很多烧过的煤灰，这些煤灰通常都具有很高的温度，将大蒜埋入其中，一段时间后取出，就可以得到美味的闷烧大蒜了。这样的吃法虽然没有生吃大蒜所获得的营养丰富，但是大蒜中的异味已经被去除了，口感非常好。对于身体并不强壮和肠胃不好的人来说，闷烧大蒜是一种非常好的食品。

五、雏菊配大蒜

大蒜在单独食用的时候能够提供丰富的营养物质，但是与雏菊搭配在一起食用会更好。雏菊中含有大量的维生素 B_{12}，属于中草药。B_{12} 对于人体来说非常重要，它参与血液和蛋白质的制造"工作"。而将两者搭配在一起，不仅能够有效清除大蒜的异味，还能使大蒜中的营养成分最大限度地得到保留。

酸奶真正健康的喝法

酸奶被人们视为健康饮品，而我们在商店中也能够看到品种越来越繁多的酸奶，经常食用酸奶不仅能够补充身体中的钙元素，还能够促进肠胃的蠕动。但是很多人虽然知道喝酸奶对身体有益，却并不知道怎样地喝酸奶。

如果不能正确地喝酸奶，不仅会失去其对身体的营养作用，还会对人体造成一定的伤害。通常，人们在饮用酸奶的时候都会出现一些错误，而这些错误都源自不正确的观念。现在我们就为大家矫正对酸奶的错误观念，让大家喝得更营养。

一、酸奶不如牛奶好吸收

从营养方面来考虑，酸奶与牛奶旗鼓相当。但是酸奶在进入人体后，比较好吸收，因此，人体吸收到的营养物质就会更多。这是因为，牛奶中含有乳糖，对于人体来说，是很难吸收的，这样就容易使人出现腹胀、腹泻等不适感。因此，对于喝牛奶后会产生不适感的人来说，喝酸奶要比喝牛奶好。

二、喝酸奶饮料也是一样的

很多人以为酸奶和酸奶饮料是同一类奶制品，但事实并不是这样的。酸奶饮料属于饮料，其中的营养成分和酸奶并不一样，而且营养价值也没有酸奶高，特别是蛋白质，只有酸奶中的三分之一。

三、酸奶与药物共服

实际上，吃药的时候是不能喝酸奶的，因为这样会使药物发挥不出其应有的药效。此外，如果在服用抗生素、止泻药等药物的时候喝酸奶，酸奶中的活性益生菌还会受到一定的影响，甚至使其完全失去对人体的营养作用。

四、空腹喝酸奶

我们都知道，在空腹的时候不能喝牛奶，同样的道理，空腹的时候，也不能喝酸奶。虽然空腹喝酸奶并不会给人体带来伤害，但是酸奶的营养价值就会大打折扣。如果将喝酸奶的时间移到餐后，酸奶中对人体有益的成分就能够得到充分的发挥，促进肠胃蠕动，加强消化能力，阻碍有害菌的生成，呵护肠胃的健康。

五、酸奶无需冷藏

没有一次性喝光的酸奶应该在最短的时间内喝完。如果酸奶实在喝不下去了，可以将其放置在冷藏室中，因为，在常温环境中，酸奶中的有益菌会很容易失去活性，从而导致酸奶中的营养物质大大减少。

六、过量饮用

有不少人都非常喜欢喝酸奶，但是有些人不懂得节制，喝起来没完没了。别以为酸奶健康，其中就没有热量了。其实，酸奶中热量也不低的，没有节制地喝肯定会导致发胖。

此外，过量喝酸奶，还会使胃酸过多，对胃黏膜和消化酶造成一定的影响，从而使食欲下降。特别是对于胃酸本身就很多的人来说，更应该控制饮用酸奶的量。通常来说，每人每天所食用的酸奶量不要超过 500 克。

七、酸奶不能在温热后饮用

有人认为酸奶是不能温热的，否则其中的乳酸菌就会失去活性，但事实并非如此。酸奶在进行加温的时候，乳酸菌会更加活跃，能够更好地发挥出对人体的养生作用。但需注意的是，酸奶稳定性能不太高，最好不要直接放入沸水中煮。酸奶的温处理最适宜的温度是 45℃。所以将酸奶放入温水中就可以了，当用手触摸包装盒或袋的时候，感觉温热就可以了。

八、酸奶搭配高油脂的加工肉品

在用早餐的时候，可以准备一杯酸奶，一片面包，一小盘点心，这样的搭配会使营养更加丰富。但是不要添加火腿肠、腊肉等加工肉食，那样会对身体造成伤害。

在这些经过加工的肉食中含有亚硝酸，而酸奶中含有胺，两种物质发生反应就会生成亚硝胺。这种物质具有一定的致癌作用，经常这样搭配食用，人体患上癌症的几率就会大大增加。其实，与酸奶最适合搭配的食物就是馒头、包子、面包等含淀粉多的食物。

九、酸奶中热量不低，所以减肥时不能喝

实际上，有很多人认为酸奶是能够减肥的食物，确实也是如此。酸奶中含有丰富的乳酸菌，能够增加体内的有益菌，减少有害菌，加强肠胃的蠕动，促进排泄。而身体肥胖与经常排便不畅是有一定的关系的。

此外，感觉到饥饿的时候，喝一杯酸奶，会觉得很饱，这样在吃饭的时候摄入的热量就会减少很多。但是，需要注意一点，在购买酸奶的时候要选择低脂酸奶——口感会略差一些，但是所含的热量非常少，适量饮用不会导致热量过多。

十、酸奶谁都能喝

并不是每个人都能够喝酸奶的，对于肠道有损伤或者经常腹泻的人来说，最好不要喝酸奶。而婴幼儿也应该远离酸奶。另外，有一些特殊人群是不能喝含糖酸奶的，比如糖尿病患者、胆囊炎患者、胰腺炎患者。而大便不畅者，经常面对电脑工作的人和心血管经患者是比较适合饮用酸奶的。

榴莲的营养吃法

在超市中摆放着各种各样的水果，但是唯独榴莲是最引人注目的，这是因为榴莲所散发出来的刺激性气味已经将其他水果的果香味掩盖住了，这也是很多人不喜欢吃榴莲的原因。但其实，榴莲真的是一款非常好的水果，只要你细细品味，就能够感受到它浓厚的香醇，而且还能够补充大量的营养物质。

榴莲对人体非常有益，在民间流传着这样一句话："一只榴莲三只鸡"，意思就是说吃一只榴莲所获得的营养相当于三只鸡所含的营养。可见榴莲对人体的滋补作用是多么大。榴莲属于温热食物，经常食用，能够温补身体、健脾补肾、活血驱寒，还能减轻女性朋友在来月经时产生的腹痛感。但对人有益的前提是用恰当的方法食用，食用方法不当，不仅不能使榴莲发挥出其应有的营养价值，还会对人体健康造成一定的影响。

那么，怎么烹饪榴莲，才能让其发挥出应有的营养作用呢？在烹饪的时候，将榴莲做成汤营养价值是最高的。

下面给大家推荐两款滋补营养汤：

一、榴莲炖鸡

准备一只鸡，以及适量的榴莲、姜片、核桃仁、红枣、精盐、味精。

具体做法：

（一）将所有食材清洗干净，鸡处理干净，并放入煮开的水中，去血水，随后捞出切块；榴莲去外皮，留壳内白衣皮。将白皮切块；核桃仁泡在清水中；红枣去核；

（二）在容器中倒入一定量的清水，将所有食材一同放入其中，汤水表面开始沸腾后，调小火煲煮；

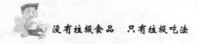

（三）3小时后，在其中添加少许精盐、味精即可出锅；

二、榴莲芯煲鲫鱼汤

准备适量的鲫鱼、榴莲芯、姜、精盐。

具体做法：

（一）将所有食材清洗干净，鲫鱼处理干净；

（二）在锅中倒入适量的食用油，将鱼放入其中，当鱼身两面稍微泛黄后捞出；

（三）在容器中倒入一定量的清水，将鱼放入其中，再放入榴莲芯、姜，用旺火烧沸汤水，随后调小火煲煮；

（四）2小时后，在其中添加一些精盐和食用油即可出锅。

以上两种汤都具有很好的滋补作用，不同体质的人都可以食用。但是对于体质偏热、阴虚的人和感冒患者来说则应该少食。对于普通人来说，也不能没有限度地食用，否则会导致上火，甚至出现湿毒。此外，榴莲还有一些食用上的禁忌：

首先，不要边吃榴莲边喝酒，这两种食物吃多了都会出现燥热难受的感觉，若是同时吃这两种食物，身体健康的人就会上火，而糖尿病人就会出现血管不畅的状况，甚至还会爆血管、中风。所以千万不要将这两种食物同食，否则后果不堪设想。

再次，在吃榴莲的时候不能吃山竹，将这两种食物同时吃，会导致体内燥热，还会使排泄不畅。这是因为榴莲中含有大量的纤维质，山竹中同样含有丰富的纤维质，当大量的纤维素进入肠道后，会吸走很多水分使食物膨大，由于肠道中的水分被大量吸走，而排泄物又过于粗大，很容易造成排泄不畅的状况。所以，将这两种水果同时吃，不仅不会起到通便的作用，还会导致便秘。

最后，需要提醒大家一点，享受完榴莲，应该补充大量的水分，因为榴莲虽好，但容易导致上火，多补充水分能缓解这一情况。

黄瓜的健康新吃法

在炎热的夏季，我们总能在市场上看见绿油油的黄瓜，水嫩水嫩的，如果咬上一口，黄瓜独有的淡淡清香就会充溢口中，而脆嫩的口感让人一下子感觉清爽了起来。但是除了生吃黄瓜、炒黄瓜外，你还知道黄瓜其他的食用方法吗？

现在，就让我们来学习一下黄瓜的烹饪方法吧，虽然方法非常简单，但是对人体起到的作用可不小。

一、鲜榨黄瓜汁

人们吃辣吃多了，很容易出现口腔溃疡，吃药太痛苦，不防吃些黄瓜吧。如果你说你已经吃腻了生黄瓜，那么，不要紧，你可以尝试一下黄瓜汁。虽然同样是黄瓜，但是口味绝对与生吃黄瓜大不一样。

黄瓜汁最适合在清晨饮用，清晨起床，肠胃中还没有食物，喝一杯黄瓜汁，能使全身都清爽起来。最主要的是黄瓜中含有大量的维生素，对发炎处有治疗作用。所以如果口腔出现了溃疡，可以喝一杯黄瓜汁。此外，黄瓜汁还能保护头发和指甲。美国营养专家经过研究表示，每天都坚持喝黄瓜汁的人，头发就不易掉落，指甲也会得到很好的呵护，而且还能够提高记忆力。此外，黄瓜能够通利小便，对心血管有一定的好处。并且实验证明，喝黄瓜汁所得到的食疗效果要好于生吃黄瓜。

这样制作：

将新鲜的黄瓜清洗干净，并切成小块，随后放入榨汁机中，再添加适量的清水，最后直接榨汁即可。

黄瓜汁在饮用的时候需要注意一点，因为榨汁时加入了清水，所以在饮用的时候也许会有些苦味，所以，如果想要口感更好，可以在其中调入少许蜂蜜。

二、黄瓜馅饺子

夏季到来，天气时常闷热，这让很多人的食欲都下降了，特别是老年人，本身饭量就比较小，闷热的天气又让身体很难受，更没有胃口了。营养学家认为，对于食欲不振的人来说，多吃一些饺子、馅饼是非常好的，因为面食利于人体消化，而且饺子等带馅的食物所含的营养物质也是比较全面的。若是能将黄瓜做成饺子馅，包成饺子，不仅能够解除人们心中的烦热，还能够呵护人心脑血管的健康。

这样制作：

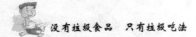

将新鲜的黄瓜清洗干净，用工具将黄瓜擦成丝，然后用双手挤压黄瓜丝，挤出的黄瓜汁存放在小盆中；在锅中倒入适量的食用油，将鸡蛋打入其中，略炒一下，放入少许食盐，鸡蛋炒熟后静置在一旁；将黄瓜丝放入锅中，再在其中添加一些葱、姜等调味料，并搅拌均匀；取适量面粉，用黄瓜汁和面，接下来的步骤同普通饺子的制作方法一样。

三、黄瓜皮茶

在生吃黄瓜的时候，吃掉黄瓜瓤，留下外皮，在心中燥热的时候做一杯黄瓜皮茶是非常不错的。黄瓜皮茶是非常天然的茶饮，其中没有添加任何添加剂。在夏季，每天喝一些，就能够起到预防中暑的目的。

这样制作：

将新鲜的黄瓜清洗干净，用刀削掉外皮；将黄瓜皮置于强烈的阳光下，当黄瓜皮彻底变干后，将其碾碎；取适量黄瓜皮放于锅中，然后倒入一定量的清水进行熬煮；当水面沸腾后，调成小火再煮一会儿；当汁水浓缩后即可饮用。

四、蓑衣黄瓜

蓑衣黄瓜味道好，非常适合在用正餐的时候食用。早餐，它能够充当腌菜；午餐、晚餐，它能够成为一道清脆爽口的凉菜。爽口、香辣的蓑衣黄瓜能够提高食欲，但应注意不能食用太多，辛辣之物会刺激肠胃，使人产生不适感。

这样制作：

将黄瓜清洗干净，切好静置在一旁；朝天椒清洗干净，切成丝，在清水中浸泡一会儿；在锅中倒入适量的食用油，将白芝放入其中，当白芝麻变色后盛进盘中备用；将火调小，放入花椒、朝天椒，变色后，捞出花椒和朝天椒，留下锅中的油；将切好的黄瓜整齐地摆放在盘中，在其中添加一些食醋、糖、精盐，最后在上面浇上锅中的油即可，在食用的时候可以撒些白芝麻。

但是如何切好黄瓜呢？在做菜之前，应该先挑选一根比较长的黄瓜，切的时候，从头开始，以相同的方向斜着切黄瓜，黄瓜片要切薄，不能将片与片之间的连接切断。想要做到这一点，可以在黄瓜下面放置一双筷子。

五、拍黄瓜

夏季是黄瓜收获的季节，也是令人烦热的季节，多吃一些黄瓜可以解除这种烦热的感觉，而且黄瓜的营养物质也很丰富，其中包括维生素C、钙、磷、胡萝卜素等营养成分。但需注意：拍黄瓜是生菜，而黄瓜属于寒性食物，多食很容易损伤肠胃，因此，对于胃偏寒的人来说，应该少食。

这样制作：

将黄瓜清洗干净，用刀将其拍裂，随后切成块，盛放在盘中；在其中倒入少许食醋、鸡精、香油、精盐，再拍一些蒜末放在上面调味即可。

蜂蜜的营养吃法

《神农本草经》中对蜂蜜有这样的描述："安五脏，益气补中，止痛解毒，除百病，和百药，久服轻身延年。"由此可见，蜂蜜不仅好吃，还是一种能够"除百病"的神奇食物。其中含有丰富的营养成分，有葡萄糖、蛋白质、无机盐、果糖、有机酸、多种维生素，以及钙、镁、钾、磷等，对人体的滋补作用也是非常好的。

人们要怎样食用蜂蜜才能得到更多的营养呢？首先要选定好食用蜂蜜的时间。喝蜂蜜的时间不同，对人体所产生的作用也会不同。在饭前1小时左右和饭后2小时左右喝蜂蜜是最好的。而对于患有肠胃道疾病的人来说，应该在医生的指导下服用蜂蜜。通常来说，胃酸分泌过多、肠胃溃疡等患者，最好不要在饭后饮用蜂蜜，在饭前一个半小时左右服饮是最适合的；而对于胃酸分泌不足的人来说，应该在吃饭的前一秒饮用凉蜂蜜水；对于神经衰弱的人来说，在临睡前喝一些蜂蜜是最好的，能够提高睡眠质量。

有一句话是这样说的："朝朝盐水，晚晚蜜汤"，意思就是说在早上应该喝淡盐水，在晚上应该喝蜂蜜水。但是为什么要这样喝呢？因为清晨起来，血液的浓度比较大，一杯淡盐水就能够冲淡血液，预防心血管疾病，且食盐还能够对人体起到消炎的作用；而晚上一杯蜂蜜水，能够起到润肠通便、美容养颜的作用。

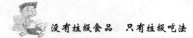

事实上，蜂蜜的吃法不是只有温水冲服这一种，它还能够和其他食物搭配在一起制成美味的果蔬饮和其他美食。现在让我们来看一看蜂蜜的其他营养吃法吧。

一、蜂蜜萝卜

将白萝卜清洗干净，切成丁，放入开水中煮一下，随后捞出控水，置于阳光下；半天后，将萝卜放入锅中，倒入适量的蜂蜜，用文火进行熬煮；当蜂蜜煮开后，用筷子将萝卜和蜂蜜搅拌均匀即可出锅，当食物冷却后，就可以食用了。

二、蜂蜜鲜藕汁

将莲藕清洗干净，并切成片，放入榨汁机中，留取莲藕汁；在莲藕汁中调入适量的蜂蜜即可食用。

三、鲜百合蜂蜜

将百合清洗干净，放入碗中，在其中倒入适量的蜂蜜，放入蒸锅中进行蒸制；一段时间后，取出碗即可食用。

四、芹菜蜜汁

将芹菜清洗干净，切成小段，放入榨汁机中，留取汁水；将芹菜汁放入锅中，再如入适量的蜂蜜，煮一会儿即可出锅食用。

五、蜂蜜首乌丹参汁

将何首乌、丹参清洗干净，放入锅中；在其中添加一定量的清水，滤去残渣，将汁水倒入碗中；食用时，在其中调入蜂蜜即可。

六、蜜糖羹

取适量蜂蜜，倒入碗中，随后放入蒸锅中进行蒸制；几分钟后，取出蜂蜜即可食用。

七、蜜奶饮

将黑芝麻清洗干净，碾碎，放入碗中；随后将适量的蜂蜜和牛奶一同放入其中，搅拌均匀后即可食用。

八、蜂蜜核桃肉

核桃去壳，压碎，放进碗中，调入适量的蜂蜜，搅拌均匀后，冲入温水即可服用。

九、蜜酥粥

将粳米清洗干净，放入锅中，再在其中倒入一定量的清水熬煮；随后在其中添加适量的蜂蜜和酥油；当米烂熟后，就可以食用了。

十、油煎鸡蛋蘸蜂蜜

将鸡蛋打在锅中，在鸡蛋未熟前，调入一定量的蜂蜜；鸡蛋煎熟后即可食用。

吃月饼的合理搭配法

中秋月圆，每家每户都会食用月饼，这是我国的传统民俗。而月饼也被赋予了一种美好的象征——团圆。圆月当头，全家围坐，品尝月饼，温馨的气息蔓延在空气中，真是一件美事。但是，你是否有想到，月饼其实并没有我们想象的那么完美。

月饼在制作的过程中，需要在其中添加月饼馅，作为馅的食材主要是芋头、五仁、蛋黄、绿豆、枣泥、莲蓉等，这些食物都是健康食品，但是在制成馅后，就不健康了。因为为了提高月饼的甜度，月饼馅中添加了大量的糖分、油。对于患有糖尿病、高血压等疾病的人来说，不仅会使血糖、血脂升高，还会伤害到消化器官。

那么，作为中秋节的必食之物，我们应该怎样食用月饼，才能保证自己的健康呢？这就需要我们学会搭配饮食了，月饼的健康食物搭配主要有以下几种：

一、月饼搭配红酒

红酒中含有多种氨基酸、矿物质和维生素。如果在吃月饼的时候，来一杯红酒，就能够消除月饼带给人的油腻感，特别是馅中加有火腿、卤肉等材料的月饼，或是略有辣味的月饼，与红酒一起食用是非常好的。

二、月饼搭配清茶

如果食用了肥腻的食物，喝一杯茶水就能够解除油腻的感觉，同样，在吃月饼的时候，如果感觉非常油腻，也可以喝一杯淡茶水，不仅可以解除油腻感、促进消化，还可以防止口干。若是月饼的甜度非常大，那么，可以喝一杯绿茶或者薄荷茶；若是月饼非常油腻，那么，可以喝一杯乌龙

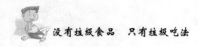

茶。

三、月饼搭配水果

一般月饼给人的感觉都十分甜腻，如果在吃月饼的时候吃一些水果，就可以消除油腻的口感了。而且在水果的作用下，月饼在胃中也能够得到很好的消化。可以选择的水果包括柚子、猕猴桃、山楂等，不能选择像苹果这样含糖量比较高的水果。因为月饼中本身就含有大量的糖分，如果食用的水果同样也含有较高的糖分，就会因摄糖过多，从而影响到身体健康。

四、月饼搭配果醋饮料

果醋中含有醋酸，能够起到促进消化、软化血管、强健脾胃等作用，对于患有高血压和血管疾病的患者非常有益。月饼过于甜腻，在体内也不易被消化，如果在吃月饼的时候来一杯果醋，月饼就能够得到很好的消化，从而保持人体健康。

五、月饼搭配花草茶

很多女性朋友都是花草茶的忠实享用者，因为花草茶不但没有普通茶叶的苦涩，还会飘出淡淡的清香。在吃月饼的时候，喝一杯花草茶也是非常好的，不仅能够消除油腻感，还能增加食欲。

六、月饼搭配杂粮粥

中秋佳节，人们难免会多吃一些月饼，于是就出现了胃部不适。在这个时候，不妨喝一碗杂粮粥，其中的杂粮含有的营养物质非常丰富，包括蛋白质、碳水化合物、维生素、钙、铁等，最重要的是含有能够加强肠道蠕动的纤维素。过多高热量的月饼使肠胃消化不顺畅，纤维素在进入人体后，就会促进这些难以消化的食物排出体外，从而维持人体健康。因此，这样的搭配是非常不错的选择。

五谷杂粮最佳健康吃法

随着社会的进步，人们的生活水平提升了，家家都有鸡鸭鱼肉了。但是，经常高脂肪、高热量的饮食，让人们苦不堪言，各种慢性疾病找上身来。在这个时候，人们最需要的就是五谷杂粮。然而，如何健康食用五谷杂粮也是一门学问。

谷类食物虽然处于膳食宝塔的最底一层，但是它却是人的基础食物，不可缺少。人类如果将谷类食物从日常饮食中划去，那么，久而久之，身体就很有可能会出现慢性疾病。因为五谷杂粮中含有多种营养物质，能够维持人体的健康。但是五谷的种类很多，怎样选择、搭配和食用才能将它们的营养效用最大限度地发挥出来呢？

一、糙米稀饭

有时在外就餐，我们会觉得店家米粥的口味与众不同，比自家熬煮的米粥要浓香很多。其实，这样的米粥并没有经过特殊制作，只是使用了糙米。糙米并不是新品种，它也属于大米，只是粗糙了一些。但是用它进行熬粥，口感要好于白米粥。糙米的营养价值并不比普通大米低，其中含有大量的维生素和纤维素，长期食用，能够减少人体中的胆固醇。此外，糙米中还含有大量的锌，能够使皮肤嫩滑。

糙米之所以为糙米，是因为它们之中的大部分都没有去除稻皮，色泽也没有白米透亮，呈现出来的是浅褐色，但是会释放出淡淡的香气。

做糙米粥的方法非常简单，基本步骤与白米粥相同，但是在做之前，需要将其在清水中泡半小时。糙米粥在进入人体后，会加强胃液的分泌，促进肠胃对食物的消化和吸收功能。但是对于患有糖尿病的人来说，还是不要碰糙米粥了，否则，很容易会导致血糖骤然升高。

二、薏米煲汤

薏米的个头要比大米大、饱满，很像果仁，所以有不少人将它叫做薏米仁。薏米适宜生长在潮湿、阴暗的环境之中，因此，农民都将其种植在环境污染较少的山中或小河两旁。也正因为如此，薏米相对其他食物来说更健康。

薏米的颗粒非常饱满，口味清淡，赢得了不少人的喜爱。但是真正了解薏米功效的人却寥寥无几。从中医的角度来看，食用薏米，可以利水消肿、清热去湿、强健脾胃等。而且经常食用薏米对皮肤还非常有好处，薏米中含有丰富的维生素 B_1，能够淡化色斑，美白皮肤，减少皱纹，对于女性朋友来说，是天然的美肤产品。

薏米属于寒性食物，将其熬制成粥并不是很好的吃法，因为其中的寒性并不能彻底清除。而如果将其与温热食物一同熬制成汤，就再好不过

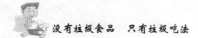

了。取适量鸡腿和西红柿放入容器中，再添加一些薏米，这样不仅能够对人体起到温补的作用，还非常利于消化。在日常生活中，如果不将薏米煲汤食用，一定不要多食薏米，因为薏米在人体内很难被消化掉。特别是肠胃功能不好的人和老年人、儿童，食用薏米仁要把握好量。

三、燕麦八宝饭

燕麦曾经被人们认为是没有食用价值的食物，而今却成为了健康食品。人们通常将它和牛奶搭配在一起食用。其实，燕麦的吃法不止这一种，将其蒸成八宝饭也是不错的选择。燕麦中含有很多种类的酶，能够美颜皮肤，使人青春永在。此外，这些酶还能够保持人体细胞的活力，维护心脑血管的健康。

而且，燕麦中还含有大量的纤维质，能够减少人体中胆固醇的含量，使胆酸更易排出体外。另外，燕麦在进入人体后，其中的纤维会吸收水分膨胀，从而增加人体的饱腹感，使人的饭量减小，因此每天吃一些燕麦，对于肥胖人士是非常有利的。

那么，燕麦八宝饭是怎么做的呢？首先，需要准备好燕麦、黑糯米、长糯米、糙米、白米、大豆、黄豆、莲子、薏米、红豆等，将食材清洗干净后，放入锅中进行熬煮，1小时左右就可以食用了。

绿豆的健康吃法

每当夏季到来，市场上就会出现大量的"绿豆汤"。喝一杯绿豆汤，就能够马上消除我们心中的烦热，使我们倍感清爽。绿豆虽小，功效却很多。不过，每种不同的功效都需要采用不同的做法才能够实现。现在，先让我们来看一看绿豆的功效。

一、清热

绿豆可以清热。在天气十分炎热的夏季，几乎家家户户都会制作绿豆汤，给家人解暑。但是绿豆所清的热，不是只有暑热，绿豆汤也不是只能在夏季饮用，只要是心中出现了烦躁感，就可以用绿豆汤来润燥。在平时出现了上火的症状，比如眼睛干痛、牙龈肿痛、鼻腔流血等，都可以饮用一杯绿豆汤，来消除"火气"。

二、养脾胃

食用绿豆能够强健脾胃，维持人体健康。在我们的身体中，脾和胃相表里，但是它们的喜好却有所不同，胃喜欢潮湿讨厌干燥，而脾喜欢干燥讨厌潮湿。绿豆属于寒凉之物，在进入胃部后，能够对其进行滋润，达到滋养脾胃的作用。

但是绿豆再好，也不能过多食用。绿豆的属性寒凉，对于体质偏寒和胃寒的人来说，经常食用绿豆，就会导致胃更加寒凉，从而出现腹痛等不良症状。为了避免绿豆食用过多而伤到脾胃，在烹调绿豆粥的时候，可以在其中多放一些粳米，粳米能够补中益气，缓和绿豆的寒凉性质。

三、解毒

绿豆的第三个功效是解毒。《本草纲目》有记载："绿豆，消肿治疽之功虽同亦豆，而压热解毒之力过之"，"绿豆肉平、皮寒，解金石、砒霜、草木一切诸毒，宜连皮生研，水服。"也就是说，绿豆对多种多样的中毒现象都能够起到一定的缓解作用。对身体中产生的热毒有显著的疗效。

有不少人身体中有内火，脸上就容易长痘痘，如果经常喝一些绿豆汤或者绿豆粥，那么，体内的火气就会消失，而热毒也会随之而去。

下面介绍2种健康的绿豆烹调方法。

绿豆有这么多功效，但如果不能正确地烹调，便也无法发挥。

一、三豆饮

准备适量的黑豆、绿豆、红豆、甘草、白糖。

具体做法：

（一）将三种豆清洗干净，放入锅中，随后在其中倒入适量的清水，用大火煮沸。

（二）调小火，取适量甘草放入其中同三种豆慢慢煮。

（三）汤汁黏稠后，在其中加入少许白糖即可食用。

这道汤饮并不是现代人发明的，早在几千年前，扁鹊就已经用这道汤饮来行医了。那么，三豆饮能够治疗哪些疾病呢？最主要的就是天花，每天空腹食用三豆饮，一个星期后，疾病就会得到很好的缓解。

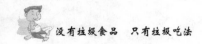

在三豆饮中有三种豆，绿豆、黑豆和红豆，绿豆的作用我们已经讲过，黑豆能够活血，也具有一定的解毒功效，而红豆的主要作用是利水消肿、排毒。此外，在这道汤饮中，还加入了甘草，甘草也能够起到解毒的功效，四者都具有解毒的功效，因此，对于体内有毒人士来说，三豆饮是非常不错的选择。但并不是身体中毒了才能喝这道汤饮，脸上长痘痘的人，也可以经常饮用。

二、绿豆粥

准备适量的绿豆、粳米。

具体做法：

（一）将食材清洗干净，绿豆提前浸泡在水中，浸泡时间以6小时为宜。

（二）将泡好的绿豆同粳米一同放入锅中，再在其中加入一定量的清水熬煮。

（三）煮至粘稠后，即可出锅食用。

很多人在夏季的时候，都喜欢煮绿豆粥，喝过绿豆粥后，心中感觉很清爽。实际上绿豆粥不仅是一款很好喝的粥，还是一款对人体有功效的药膳。对于体内有火，心中烦热、脸上长痘的人来说，应该经常食用绿豆粥，能够起到很好的食疗作用。

此外，我们可以在绿豆粥中再添加一些其他食材，比如山药、薏米、莲子等，这些食材对脾肾都非常有益。

零食的健康吃法

很多儿童和女性都对零食情有独钟，但是由于近些年频繁将零食的危害曝光，他们对零食只能望而却步。不是所有的零食都对人体有害，也有一些零食属于健康食品，比如阿胶枣、山楂片等，事实上，这些零食都是中药零食，没有一般零食的毒害性，而且也没有什么副作用，是非常适合食用的"养生零食"。

一、凉茶

在天气非常炎热的时候，几乎每个人都想来一杯清爽的凉茶。凉茶中含有夏枯草、桑叶、菊花、金银花等物质，能够对人体起到清热、解毒、去火、消暑等作用，体内火气很旺盛的人适合饮用凉茶，比如经常出现便秘、牙龈红肿等症状的人。对于寒性体质的人来说，凉茶并不适宜，容易导致腹泻。即使是热性体质的人，也不能过量饮用凉茶。否则会使身体状况失衡，出现食欲下降等症状，还会伤害到消化系统。

此外，有不少人在出现上火的症状时，喜欢用凉茶代替药物，这是非常不明智的。虽然中药对身体伤害比西药要小，但是疗效很慢，用凉茶治上火，只会让人多忍受上火带来的痛苦。如果有人称自己的凉茶一定能马上治好上火，那么，你一定要小心凉茶中是否添加了药。

二、酸梅汤

酸梅汤是用没有完全熟透的乌梅制成的，能够对人体起到缓解疲劳、清热消暑、生津止渴、促进消化等作用。

酸梅汤在夏季是一款非常受欢迎的饮料，当人感觉口渴时或者在剧烈运动后，来一杯酸梅汤，马上就能滋润口喉、补充体内流失的水分和盐分。此外，在饭前喝一杯酸梅汤，还能够提高食欲，并加强人体对食物的消化功能。

然而，酸梅汤是不能过多饮用的，因为它具有收敛的作用，对于患有感冒的人来说是不适宜的。另外，有咳嗽、胃溃疡等病症的人也不适宜食用酸梅汤。胃溃疡病人在饮用酸梅汤后很有可能会导致出血。

三、龟苓膏

龟苓膏中的主要原料有龟板、金银花、土茯苓、生地等，对人体能够起到滋阴补肾、清热润燥等作用。

经常对着电脑工作的上班族一天的活动量很小，很容易出现上火、大便不畅、牙龈肿痛等症状，这个时候，来一杯龟苓膏是非常不错的选择，不仅能够滋补身体，还能够消除火气。但是龟苓膏属于凉性食物，对于有胃寒、腹泻症状的人来说，是不宜食用的，否则就会加重病症。

此外，由于在茯苓膏制作的过程中，添加了不少糖分，所以不宜一次性食用太多。

四、阿胶蜜枣

阿胶蜜枣中的主要食材是大枣和阿胶，能够对人体起到补血、滋阴、养颜、止血等作用。

俗话说："一日三颗枣，活到一百不显老"，长期食用阿胶枣能够起到美容养颜的作用，对于爱美女士来说，是非常不错的零食。而且它还能够起到补血的作用，每天食用6颗左右就能够使面色红润有光泽。但是阿胶枣并不适合所有人食用，它在进入人体后，会在胃中停留很长时间才能够被消化掉，因此，消化功能较弱的人应该少食。而对于正在经期的女性朋友来说，应该杜绝食用阿胶蜜枣，否则会使月经量大大增加。

五、茯苓饼

茯苓饼的主要食材就是茯苓，能够起到养颜护肤、通利小便、消除水肿、健脾养胃等作用。在饭前食用一小块茯苓饼，能够起到开胃、消食的作用，对于食欲不强的人来说是一款很好的健康食品。

然而，市面上大部分的茯苓饼在制作的过程中都添加了很多糖分，食用过多对人体不仅无益还会有害。此外，虽然茯苓饼能够促进消化，但是多食会引起腹胀，所以，任何人在吃茯苓饼的时候都应该控制量。

六、陈皮

陈皮是由柑橘皮制成的，能够起到促进消化、行气、化痰等作用。陈皮中还含有一种黄酮类物质，对于患有心血管疾病的人非常有益。而且，食用陈皮，还能够湿润口腔，生津止渴。

虽然陈皮对人体健康有益，但是它属于蜜饯类食品，在制作的过程中会添加大量的食盐，对于肾脏功能不好的以及患有高血压的人来说，是不宜过多食用的。

七、山楂片

山楂片可以起到促进消化、活血化淤等作用。其中含有丰富的有机酸，可以促进消化液的分泌，从而起到帮助消食的作用。但是这样的功效对于患有胃溃疡的人来说是非常不利的，很容易加重病情，甚至还会导致出血。此外，山楂片在加工的时候，添加了大量的糖分，任何人都应该少食，特别是小孩子和糖尿病患者。

八、桂圆干

桂圆干主要的食材是桂圆，能够对人体起到宁神、补血等作用。但是桂圆属于热性食物，对于体质偏热的人来说非常不利，会导致口干舌燥、便秘，甚至还会引发痔疮。

第十章 食物的健康做法

彻底去除农药的技巧

曾几何时，刚刚买回的水果不用清洗也可以食用，而现在，不管是从哪里买回的蔬菜、水果都要在仔细清洗后，才敢放心食用，稍洗不净就会吃进农药、杀虫剂。的确，在物欲横流的当今社会，不少农民为了增加收获，避免由于生虫而出现损失而给果蔬喷洒各种农药。

研究显示，用清水清洗过的果蔬上依然会存在大量的农药，而这些农药可能会伤害我们的身体健康，增加心血管的患病几率，甚至还会引发癌症。近些年，人们对健康越来越重视，越来越关注食品的安全问题。那么，我们在清洗的时候应该怎样将果蔬上的农药彻底清除呢？

主要的清洗方法有以下几种：

一、用淡盐水泡洗

用清水将果蔬清洗五遍左右，然后放入装满清水的盆中，在其中添加一些食盐，搅拌均匀后浸泡一个小时，再倒掉淡盐水，用清水冲洗一遍果蔬。包心类的蔬菜不容易清洗，所以应该用刀从蔬菜的中间切开，然后再放进清水中浸泡两个小时左右，最后再清洗一下就可以了。

二、用碱洗

在碱性环境中，有些杀虫剂会被消除。所以在清洗果蔬的时候，可将一定量的食用碱放入清水中，搅拌均匀后放入清洗后的果蔬，浸泡十分钟左右取出，再清洗三次就可以了。当然，可以把食用碱换成小苏打，但是浸泡的时间需要延长五分钟左右。

三、用开水烫

在芹菜、青椒、豆角中通常都会存有氨基甲酸酯类杀虫剂，这类杀虫剂在高温的环境中会被破坏、去除，所以，在清洗以上蔬菜的时候，可以

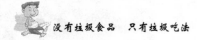

将它们放入开水中焯四分钟左右，然后捞出，再用清水冲洗几遍就可以了。

四、用阳光晒

通过阳光的照射，蔬菜和水果上的部分残留农药就会被去除。研究显示，在阳光下照射五分钟的果蔬，其表面的部分农药有一半以上都会被破坏掉。如果蔬菜不急于食用，可以将蔬菜置于温暖的环境中，这样也可以在一定程度上减少农药。

五、用淘米水洗

淘米水具有酸性，有机磷农药在酸性环境中毒性会降低，甚至失去毒性。将果蔬浸泡在淘米水中十分钟，然后再用清水清洗干净就可以减少农药的残留量。

此外，当发现蔬菜叶或者蔬菜茎上出现了药斑，或者有明显的化学药品气味时，就应该尽量避免购买或者不买。对于可多次采摘的蔬菜，在清洗的时候应该格外注意，因为这样的蔬菜通常需要长期喷洒农药，这些蔬菜包括小黄瓜、豌豆、韭菜花等。

彻底去除食物毒性的方法

在日常生活中，我们所常见的很多食物其本身就具有一定的毒性，比如扁豆、菜豆、青西红柿、黄花菜等，如果我们食用或烹饪的方法不当，就有可能导致中毒。那么，我们应该怎样解除食物本身携带的毒性呢？

不同食物有不同的去除毒性的方法，下面我们就来看看以下食物的"解毒"方法：

一、豆角

豆角的种类有很多，包括扁豆、刀豆、菜豆等，而其中以扁豆中引起的毒最为普遍。专家表示，扁豆中含有一种有毒物质——皂甙，如果烹饪不当，就会引起中毒。扁豆中毒通常会发生在食用后的三个小时内，表现为呕吐、心慌、头晕、流汗、四肢发麻等。

"解毒"方法：

虽然扁豆的毒性很大，但是在高温的环境中很容易被破坏。所以在食用前，应该用沸水烫一烫。在烹饪的时候，应该将扁豆加热至 100℃，然后倒入适量的清水，焖煮 10 分钟左右。也可以用更高的温度加热 5 分钟。

二、黄花菜

黄花菜中的营养物质非常丰富，而且味道鲜美。但是用高温快炒或者做成汤品都是很不安全的，因为在鲜嫩的黄花菜中含有水仙碱素，这种物质如果不经过充分的加热，毒性就不能被去除，就会刺激肠胃和呼吸系统，使人出现恶心、呕吐、烧心、腹泻等症状，甚至还会导致血尿、血便等症状。

"解毒"方法：

专家介绍，秋水仙碱很容易溶于水中，所以，在烹饪前，将黄花菜浸泡在清水中两个小时左右，或者先用沸水焯一下再浸泡在清水中两个小时左右，都可以去除这种有毒物质。

如果在食用的时候出现了中毒的现象，那么，应该立即服用藿香正气水或者绿豆甘草汤解毒。

三、发芽的土豆

人们经常食用土豆。用土豆炒制、炸制、煮制都可以烹饪出美味的菜肴，而且经常食用还具有健脾益气的功效。但是如果家中存放的土豆发芽了，就要小心食用了，因为其中含有一种有毒物质——龙葵碱，这种物质在进入人体后会对红细胞造成破坏，对粘膜也有强烈的刺激。其实，在没有发芽的土豆中就含有一定量的龙葵素了，只是食用过少并不会对机体造成危害。当土豆发芽后，其中的龙葵素就会翻倍增长，人体在食用了一定量的这样的土豆后，就会出现恶心、呕吐、腹痛等症状。中毒较轻者，两个小时左右，体内的毒素就会被消灭；中毒较重者，体温会升高，并伴有瞳孔放大、抽搐、呼吸困难、血压降低等症状，甚至还有可能有生命危险。

"解毒"方法：

去除的方法有以下三种：

（一）直接将长出芽的部位切掉。如果发芽的面积太大，则应该将整个土豆扔掉。

（二）龙葵素在遇到醋酸的时候很容易被分解，所以，想要解除这种

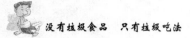

毒素，只需在其中加入适量的食醋即可。

（三）龙葵素在用高温加热的时候就会被破坏掉，因此，对发芽的土豆进行长时间的高温烹调便可以去除部分龙葵素。

四、青西红柿

西红柿是我们经常食用的食物，其中含有大量的维生素，对人体健康非常有益。但是在没有完全成熟的西红柿中含有一种毒素——龙葵素——和发芽的土豆中的毒素属于同一种。在食用了青西红柿后，人体会感觉不适，甚至会发生中毒。

"解毒"方法：

在购买的时候，应该选择完全成熟的西红柿。如果一不小心购买了几个青西红柿，那么，在短时间内不要食用。当青西红柿逐渐变红后再食用，因为变红后的西红柿中已经不存在龙葵碱了。

彻底去除食物细菌的方法

在日常生活中，人们通常会对那些外表有很多污物的食物仔细清洗，然后才放心食用，而对于那些看起来很卫生的食物，却往往没有足够的耐心，以为不用怎么清洗就能食用。事实上，那些看起来非常干净的食物，往往隐藏着对人体有害的细菌、病菌等。这些微生物一旦进入人体，就会对人体造成一定的伤害。

那怎样去除这些食物中的细菌呢？来看看下面的方法：

一、大葱

当我们从市场上买回大葱后，你会发现大葱青白分明，如果忽略根部的少许泥土，大葱看起来还是非常干净的，于是在烹饪的时候洗一洗就炒菜用了。其实，大葱并没有我们想象的那么干净。研究发现，在大葱中存在着寄生虫和细菌，比如隐孢子虫、沙门氏菌。为了避免这些有害生物危害我们的健康，在选购大葱的时候，不要买被冻了的，否则在温暖的环境中，大葱很可能会产生更多的细菌。在食用大葱之前，还应该用清水仔细进行清洗，并尽量用大量的水来冲葱的表面。在这里需要注意一点，把大葱的外层去掉后再进行清洗。

二、鸡肉

鸡肉的外表通透、洁净，能够吊起人们的食欲，有些人将刚从市场买回的鸡肉直接烹饪，或者放在菜板上，等到中午再烹饪，但是这样的做法不但会毁了鸡肉，还会危害身体。据报道有科学家对接近 500 只鸡进行过研究，发现有四成以上的鸡都携带着弯曲杆菌，有一成以上的鸡携带着沙门氏菌。这些致病菌会引起腹泻、发烧、腹痛，甚至还会导致中毒。

那么，怎样才能去除鸡肉中的病菌呢？答案是将鸡肉买回后不要在上放在菜板上或者直接对其进行烹调，而是将其放进清水中进行浸泡，并在切肉后将菜板和菜刀仔细清洗，避免污染其他食物。此外，在市场上购买鸡肉时尽可能挑选那些放养的鸡，因为这种鸡活动的范围比较大，而且在宰杀的时候不会一次性杀很多，食用起来比较安全。

三、生蚝

生的生蚝中含有诺罗病毒、弯曲杆菌等，如果在烹饪的时候，没有将生蚝彻底弄熟，那么，人在食用后就可能会出现腹泻的状况。其实，想要去除生蚝的病菌，只需将其充分加热就可以了。但是要注意，在外就餐时，一定要选择比较有信誉的餐馆。

四、鸡蛋

目前，在市场上出售的大部分鸡蛋都已经经过消毒了，但是鸡蛋还是存在细菌，因此，如果在鸡蛋还没有完全煮熟或者煎熟的情况下食用鸡蛋，就会对身体造成伤害。想要去除鸡蛋中的有害物质，可以将其放置于冰箱内，在烹调的时候再将其做熟。

另外，在选购鸡蛋的时候，要注意观察盛放鸡蛋的箱子，如果上面标有"高温消毒"这四个字，而且明确标注着生产日期、生产厂家、有效期等相关信息，消费者就可以放心购买，另外，在挑选的时候，不要选择那些表面有裂痕的鸡蛋，因为就算是一个小小的裂缝，细菌也能够进入蛋内，污染整个鸡蛋。

五、哈密瓜

很多人都不知道，有些哈密瓜中存在着沙门氏菌和志贺菌，这是非常可怕的，因为我们通常都是生吃哈密瓜，如果没有将哈密瓜表面的细菌清

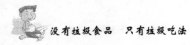

除，那么，在食用的时候，细菌就会随着食物进入人体内。想要去除哈密瓜表面的细菌并不是很难，在买回哈密瓜后，将其置于水盆中，在刷子上倒些果蔬清洗液，然后对着哈密瓜仔细刷，这样就可以避免细菌感染了。

此外，在购买哈密瓜的时候应该避免购买切开的，因为果肉暴露在外面，细菌很可能会侵入其中。

六、保鲜膜中的莴笋

经过研究得知，在众多的食物中毒事故中，有一成以上的食物中毒都来自用保鲜膜包裹的莴笋。所以在购买莴笋的时候应该尽量选择散装的，如果非要购买事先用保鲜膜包裹的莴笋，那么，在清洗的时候就应该注意，将莴笋的叶子全部撕下来，然后仔细用清水清洗干净。

七、碎牛肉

调查发现，在汉堡中的牛肉片中存有大量的产气荚膜梭菌，还有一部分葡萄状球菌和李氏杆菌。想要消除这些细菌，可以在其中添加一些牛至油，这种油能够杀死牛肉中的细菌，而且还不会对牛肉的口感造成太大的影响。

烹调肉类需做减法

肉食能够为我们的身体提供丰富的营养物质，比如蛋白质、多种维生素和矿物质等，而且肉食还能够带给我们味觉上的愉悦，所以我们的生活不能缺少肉食这个角色。但是大部分人对动物中的哪些部位能吃，哪些不能吃了解的不多。

现代医学表明，动物身体上的某些器官中，生存着大量能够给人类带来疾病的细菌、病毒等有害物质。如果人们在食用肉食的时候，没有将这些器官去除掉，那么，就会影响人体健康。因此，我们在烹饪前，一定要先切除这些有毒部位，确保食物安全。

那么，动物中的哪些部位是不能食用的呢？

一、禽类的尾尖

这个部位是人们非常熟悉的，而且通常在烹饪的时候都会将它去除。但是并不是禽类的整个屁股都不能食用，只是屁股的尖端长有尾羽的地方对人体有害。这个部位存有大量的淋巴腺，而淋巴腺中的吞噬细胞能够吞噬细菌、病毒等有害物质，甚至还可以吞噬致癌物质，但是这些有害物质只能存放在淋巴腺中，并不能分解。因此，禽类的尾尖就是一个有毒物质的聚集地，若是食用了，很可能会出现健康问题。

二、虾的消化系统

在食用大虾的时候，大部分人都会将虾体中的长长的、细细的、黑色的"丝"抽出体外，但是我们并不知道为什么要抽出它，只知道它对人体有害。其实这条"黑丝"就是虾的消化系统，从头部开始，一直延伸到尾部，其中含有大量的细菌和消化残余物质，最好不要食用。

三、羊的"悬筋"

人们把这个"悬筋"还叫做"蹄白珠"，形状是圆的，一串一串的圆粒，其实它是羊蹄中的一个病变了的组织，食用后，对健康有害。

四、鱼类的"黑衣"

在鱼身的两侧有一层黑色的膜，这层膜具有非常强烈的腥臭味、泥土味，而且其中还含有不少溶菌酶、组胺等物质。组胺在进入人体后，会引起恶心、呕吐等不适症状。而溶菌酶会导致食欲下降。

五、兔的"臭腺"

这个部位在兔的外生殖器背面的两侧皮下的鼠鼷腺那儿，味道非常臭，如果在烹饪前没有将这个部位摘除，会影响食欲。

六、牲畜的三腺

牲畜的三腺指的是甲状腺、病变淋巴腺、肾上腺，食用这些腺体任何一腺对人体都是有害的。食用牲畜的甲状腺会导致甲状腺功能异常，出现食欲下降、身体抽搐、脾气急躁等症状；食用肾上腺和病变淋巴腺同样会给人体带来多种病症。

记住以上六种动物的六个不能食用的部位，在烹饪的时候注意去除，就没有安全问题了。

此外，近些年来，很多人都非常喜爱食用黄鳝，但是要注意一点，不要购买死黄鳝，宰杀黄鳝后应立即烹饪。如果黄鳝在买的时候是鲜活的，回到家后就死了，那么，最好马上食用，否则就扔进垃圾桶中吧。这是因

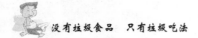

为在黄鳝的体内有一种物质——组氨酸，这种物质在黄鳝死后会马上转变成组胺，组胺具有一定的毒性，而且还会扩张血管，使人体释放出大量的过敏物质，一旦过敏物质达到了一定的浓度，人体就会出现虚脱、昏迷、休克等症状。

并且，在黄鳝的血清中还含有有毒物质，如果人们在处理黄鳝的时候，不小心将手指划破，或者手上本身就存在伤口，那么，若黄鳝的血流入伤口，伤口就会发炎、化脓。

蒸——最健康的烹调法

在生活比较艰苦的时候，大部分人所采用的烹调方法都是蒸，很少会使用煎炸的方式，因为人们没有足够的金钱去购买食用油，在那个时候，人们的身体虽然很瘦，但是体质很好。而随着生活日益变好，人们开始经常享受从前不常食用的油炸食品，却发现在满足了口服之欲后，体质变得越来越差，而导致这一切发生的"罪魁祸首"就是不健康的烹饪方式。实际上，蒸才是最健康的。

从营养的方面来分析，蒸出来的食物，营养成分都被最大限度的保留了；从滋味的方面来分析，这种烹饪方式保留了食物的原本味道，在品尝的时候可以感受到最贴近大自然的味道；从环保的方面来分析，蒸的烹饪方式省去了油脂，而且在烹饪的过程中不会有油烟冒出，不仅对身体有益，还容易保持厨房的卫生，可以说是一种非常环保的烹调方式；从健康的方面来分析，蒸菜不需要经过高温煎炸，营养损失的比较少，而且蒸制后的食物比较烂熟，非常利于人体消化，能起到呵护消化系统的作用。此外在蒸制的时候，蒸锅中的温度非常稳定，也不是很高，减少了高温烹调导致的营养成分的分解。特别是在蒸制肉类食物的时候，肉类中的油脂成分在水蒸汽的作用下渗出肉外，从而使食物更加清淡。

专家表示，用蒸的烹饪方式来做面食、米食，可以将其中的营养物质保留 95％以上。而煎、炸的烹饪方式会使维生素 B_2、尼克酸流失一半，维生素 B_1 差不多全部流失。我们几乎每天都要吃鸡蛋，它可以为我们提供丰富的蛋白质，但是使用不同的烹饪方式，它在人体中的消化吸收率也会有所差异。蒸的方法，鸡蛋的营养和消化率接近100％；煮的方法也可以保留鸡蛋中的全部营养，吸收也是100％；但煎的方法，鸡蛋营养的吸收率就会下降20％左右，因此，在食用鸡蛋的时候，应该使用蒸、煮的烹饪方法。

清蒸肉类，既营养又解腻

曾几何时，人们只有在逢年过节的时候才能吃上一次肉，而在当今社会，最不缺少的恐怕就是动物性食物了。然而，随着人们的饮食条件越来越好，各种富贵病也随之而来，这其实与人们平常烹饪肉食的方式有一定的关系。通常我们都会用油炸、炖烧的烹调方式来制作肉类美食，但是这样烹饪出来的美食不仅损失了大量的营养，还饱含了大量的油脂，对人体健康十分不利。

下面给大家介绍几款既营养又清淡的清蒸肉食：

一、蒸蟹

烹饪螃蟹最好的方法就是清蒸。因为在清蒸的过程中不添加任何调味料，也不会使蟹膏受损，所以，清蒸可以说是保留鲜味和营养最好的一种烹饪方式。

具体做法：

（一）为了避免螃蟹的爪子脱掉，在上锅蒸螃蟹前应该先将螃蟹打晕或者放入冰箱里冻死，否则螃蟹就会因为受热而拼命挣扎，导致爪子脱掉。

（二）做好第一步，接着就应该用刷子将螃蟹的身体刷净，再用牙签将剩余的细小脏物剔除。清洗干净后，将螃蟹放进大碗中，均匀地在上面撒些姜片和葱段。

（三）在蒸锅中放入一定量的清水，当水沸腾后，将整个螃蟹碗放入其中，蒸半个小时左右。

（四）当螃蟹蒸至红黄色时，从锅中取出螃蟹，蘸着调味料食用即可。

二、清蒸滑鸡

这道菜肴在内地比较罕见，通常出现在香港。制作的原材料应该选择母鸡或者鸡翅膀，为了避免鸡肉在蒸制的过程中粘连在一起，还应该准备一些生粉。

具体做法：

（一）准备一只母鸡，以及适量的精盐、葱、姜、红辣椒、生粉、热油、生油、生抽、姜汁、料酒、鸡精、白糖、味粉、麻油。

（二）用刀将母鸡清理干净，并用清水洗净，然后控水沥干；在其中添加调味料，再倒入少许生粉、生油，用筷子搅拌均匀，盛放在盘子中备用。

（三）用刀分别将姜、葱、红辣椒切成片、段、丝，然后均匀地撒在鸡肉上。将鸡肉置于蒸锅中，10分钟左右将鸡肉翻过身来，再经过6分钟就可以取出了。

（四）将鸡肉取出后，在上面撒些葱，然后浇上热油、生抽就可以了。

三、豉汁蒸排骨

在制作这道菜肴的时候，应该选择腩排，这样蒸出来的肉质才足够嫩。为了增加肉质的爽滑度，在制作的过程中也可以加入少许生粉。

制作方法：

（一）准备适量的腩排、红辣椒、葱、姜、蒜茸、生粉、热油、豆豉、蚝油、生抽、老抽、豆瓣酱、蘑菇酱、麻油、白糖、味精。

（二）用清水将排骨洗净，再用刀切成小段，将水分控干后，在其中调入调味料、生粉、葱、姜、蒜，再倒入少许清水、熟油拌匀，盛放在盘子中。

（三）将整个盘子放入蒸锅中，10分钟后，将盘中的排骨翻动翻动，再经过8分钟，在其中放入葱、红辣椒，最后蒸2分钟就可以取出食用了。

四、米粉肉

米粉肉这道美食来源于民间，原材料是五花肉，色鲜味浓，油而不腻，是非常美味的一道菜肴。

制作方法：

（一）准备适量的五花肉（有皮）、五香米粉、生粉、生抽、老抽、姜汁、白糖、料酒、味粉、麻油。

（二）将五花肉清洗干净，用刀将其切成薄厚适中的片，调入调味料和生粉，用筷子将其搅拌均匀，静置半个小时。

（三）半个小时后，在肉中倒入五香粉，然后搅拌均匀，将肉片摆放在盘中。

（四）将整个盘子放入蒸锅中，用大火蒸制，一刻钟后，再用中火蒸，两个小时后，取出盘子就可以食用了。

五、芋头扣肉

这道菜所使用的原材料也是五花肉，但是与米粉肉不同的是，在蒸肉前，需要将肉过一下油。这样做的原因是可以让肉的色泽更红亮。

制作方法：

（一）准备适量的五花肉（有皮）、芋头、八角、葱、南乳、蒜泥、生抽、老抽、白糖、味粉、麻油、食用油。

（二）把五花肉切成块状，放入煮开的水中，再在其中添加葱、八角，用文火煮20分钟左右；捞出五花肉，用老抽在猪皮上润一遍色。

（三）削去芋头皮，用刀切成块状；在锅中倒入适量的食用油，将芋头块放入其中，炸至淡黄后放入猪肉，当猪肉呈现出深红色后捞出，浸泡在水中，一段时间后，取出切成块状。

（四）在五花肉中放入调味料，搅拌均匀后同芋头一同整齐地排放在碗中，随后放进蒸锅中，2小时左右，取出大碗，倒扣在盆中即可。

六、干蒸牛肉

这道菜的发源地在广东省，口感爽脆，食用后唇齿留香。

制作方法：

（一）准备适量的牛肉、马蹄肉、猪肥肉、芫荽茎、陈皮、生粉、生抽、老抽、蚝油、麻油、味精、白糖、胡椒粉。

（二）将牛肉切成条状，放入清水中洗净，控干水分后用刀剁碎；猪肉切成小粒，将陈皮、芫荽茎斩成茸。

（三）将牛肉条、肥肉粒、马蹄一同放入大碗中，在其中调入调味料，再加入陈皮、芫荽茸、生粉，然后加入水搅拌均匀。

（四）将搅拌均匀的肉馅捏成丸子，整齐地排放在盘子中，然后放入蒸锅中用大火蒸15分钟左右就可以了。可以蘸取茄汁、姜醋汁食用。

几款营养价值高的粥

在我国，粥的历史非常悠久，早在四千多年前，人们就已经开始喝粥

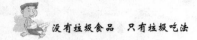

了。而如今，我们依然喝粥，而且还研制出了多种多样的粥。

现在，给大家介绍几款营养非常丰富的粥：

一、蔬菜牛肉粥

准备适量的大米、牛肉、菠菜、土豆、胡萝卜、洋葱、肉汤、精盐。

具体做法：

（一）将食材清洗干净，牛肉剁成末，蔬菜切成块；

（二）将所有蔬菜倒入沸水中，煮熟后捞出捣碎；

（三）将大米放入锅中，在其中倒入一定量的清水和肉汤，随后将蔬菜和牛肉末一同放入粥中熬煮；

（四）当食材都熟烂后，放入少许精盐即可食用。

二、豆腐粥

准备适量的大米、豆腐、肉汤、精盐。

具体做法：

（一）将食材清洗干净，豆腐切成小块；

（二）在锅中倒入一定量的清水和肉汤，随后将大米、豆腐放入其中熬煮；

（三）当米粥黏稠后，放入少许精盐即可食用。

三、鸡蛋粥

准备适量的大米、鸡蛋、胡萝卜、菠菜、肉汤、精盐。

具体做法：

（一）将食材清洗干净，蔬菜切成块；

（二）将蔬菜放入煮沸的水中，煮熟后捞出切碎；

（三）在锅中倒入一定量的清水和肉汤，将大米、蔬菜一同放入其中进行熬煮；

（四）当米粥黏稠后，将事先打散的鸡蛋均匀地撒在锅中，随后添加少许精盐即可食用。

四、蔬菜鱼肉粥

准备适量的鱼、大米、萝卜、胡萝卜、海带汤、酱油。

具体做法：

（一）将食材清洗干净，将鱼肉与鱼刺分离，留下鱼肉，放入沸水中煮熟，捞出弄碎；

（二）用工具将萝卜和胡萝卜擦成碎末；

（三）在锅中倒入一定量的清水和海带汤，将所有食材一同放进锅中进行熬煮；

（四）当米粥黏稠后，放入少许酱油即可食用。

五、苹果燕麦粥

准备适量的燕麦片、苹果、胡萝卜、牛奶。

具体做法：

（一）将所有食材清洗干净，用工具将苹果和胡萝卜擦成末；

（二）在锅中倒入一定量的清水和牛奶，随后将燕麦片和蔬菜放入其中一同熬煮；

（三）煮至熟烂后，将苹果放入其中，继续煮一会儿即可食用。

六、芋头粥

准备适量的芋头、酱油、肉汤、食盐。

具体做法：

（一）将食材清洗干净，去皮，切成块状，撒些食盐；

（二）将腌过的芋头清洗干净，放入沸水中煮烂，随后捞出弄碎；

（三）在锅中倒入肉汤，再将芋头放入其中熬煮，一边煮一边搅拌；

（四）当芋头黏稠后，放入少许酱油即可食用。

七、胡萝卜酸奶粥

准备适量的胡萝卜、酸奶、黄油、卷心菜、面粉、肉汤。

具体做法：

（一）将食材清洗干净，蔬菜切成丝，放入沸水中煮烂；

（二）在炒锅中放入适量的黄油，再把面粉放入其中，翻炒一会儿，再在其中倒入肉汤、蔬菜一同熬煮；

（三）煮至黏稠后，静置在一旁，当粥的温度降到40℃左右时，混入酸奶即可食用。

八、西红柿粥

准备适量的大米、西红柿、海带汤、精盐。

具体做法：

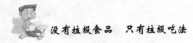

（一）将西红柿清洗干净，放入沸水中泡一下，然后撕掉外皮，并用勺子将里面的籽挖除，剩下的切碎；

（二）在锅中倒入一定量的海带汤，将大米放入其中熬煮；

（三）当煮至熟烂后，将西红柿放入其中，再加些精盐即可食用。

九、莲子桂圆粥

准备适量的莲子、龙眼、糯米。

具体做法：

（一）将所有食材清洗干净；

（二）在锅中倒入一定量的清水，将食材一同放入其中熬煮；

（三）当米粥黏稠后，即可出锅食用。

十、鸡粥

准备适量的鸡肉、香菜、葱、姜、胡椒粉、精盐、熟油。

具体做法：

（一）将食材清洗干净，香菜切末、葱、姜切片；

（二）在锅中倒入一定量的清水，将大米放入其中，煮沸后调小火，熬至黏稠即可；

（三）在另一个锅中倒入一定量的清水，将鸡肉放入其中，再添加一些姜，煮熟后捞出控水，当鸡的温度降下来后，切成丝放入盘中，再在其中放入葱、胡椒粉、精盐、熟油，并搅拌均匀；

（四）将鸡肉倒入粥中，用小火熬煮，随后撒些香菜即可出锅食用。

蘑菇的营养烹调法

蘑菇中的营养物质非常丰富，含有大量的蛋白质和多种矿物质元素、维生素，对于人体来说非常有益。此外，其中的脂肪含量非常少，属于低热量食物，对于肥胖人士来说，也是一类非常不错的食物。

很多人都非常喜欢吃蘑菇，然而，大部分人都不懂得怎样更营养地食用蘑菇。蘑菇的种类有很多，比如香菇、鸡腿菇、茶树菇、平菇等。不同种类的蘑菇，营养物质并不完全相同，因此，在烹饪的时候也应该分别对待。那么，蘑菇都应该怎样进行烹饪才最营养呢？现在，就给大家介绍几款非常营养的不同种类的蘑菇菜肴：

一、干香菇

干香菇香味很浓，如果将其与肉类在一起烹调，干香菇中的香味就会润进肉中，增添肉的纯味，而且还能去除肉中的异味。但是要注意，在炖肉前，应该先将干香菇浸泡在清水中，这样能使干香菇中的香味更易渗进肉中。

代表菜肴：干香菇炖鸡

准备食材：母鸡、干香菇、小虾米、葱、姜、料酒、胡椒粉、精盐。

具体做法：

（一）将食材清洗干净，干香菇浸泡在清水中；母鸡处理干净；葱、姜拍扁。

（二）20分钟后，捞出干香菇，去根，切成片。

（三）在容器中倒入一定量的清水，将鸡放入其中，随后捞出水面上飘着的沫，接着将剩余的食材一同放入容器中进行熬煮。

（四）煮2小时左右，当鸡肉熟烂后即可食用。

二、鲜香菇

将鲜香菇与蔬菜一同炒制是最好的，蔬菜的清脆，加上香菇的嫩滑，同时在口中碰撞，非常美味。

代表菜肴：香菇炒油菜

准备食材：鲜香菇、油菜、精盐、鸡精、酱油、耗油、麻油、老抽、糖、葱、姜、蒜。

具体做法：

（一）油菜择干净，鲜香菇去根，将二者分别洗净，鲜香菇切成片，油菜撕成段。

（二）在锅中倒入适量的油，将香菇滑入其中，10秒钟左右捞出控油。

（三）在锅中放入姜，再放入香菇，随后在其中倒入一定量的清水；再调入少量糖、耗油、老抽，煮一会儿后，勾芡撒些麻油出锅。

（四）在锅中倒入一定量的清水，调入适量精盐、食油，水面沸腾后，将油菜放入其中，略煮片刻，捞出油菜，同香菇摆放在一起即可。

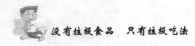

三、草菇

草菇用猛火炒是最好的，因为这样能够避免其中的维生素 C 大量流失。需要注意一点，在炒菜前，需要用刀在草菇的顶端左右划两下，这样炒出来的菜肴味道才更浓。

代表菜肴：爆炒草菇

准备食材：草菇、辣椒、葱、蒜、花雕酒、精盐、酱油、耗油。

具体做法：

（一）将食材清洗干净，用刀在草菇顶端左右划两下，辣椒切丝。

（二）将草菇放进沸水中煮一下，随后捞出放入盘中。

（三）在锅中倒入适量的油，将葱、蒜放入其中，再倒入辣椒，略炒片刻。

（四）将草菇放入其中，再倒入调味料，用猛火翻炒片刻即可。

四、平菇

在炒平菇的时候最好不要放入口味过于浓重的食材，用葱、蒜淡炒是最好的。食用平菇，能够起到驱寒、活络等作用。

代表菜肴：清炒平菇

准备食材：平菇、葱、蒜、精盐、鸡精。

具体做法：

（一）将食材清洗干净，平菇切成块，葱、蒜切碎。

（二）在锅中倒入适量的油，将葱、蒜放入其中，随后再放入平菇。

（三）当平菇炒熟后，放入精盐、鸡精即可食用。

五、金针菇

很多人在吃烧烤和火锅的时候会吃金针菇，但是金针菇最营养的吃法是凉拌，但凉拌金针菇需先耐心煮熟，否则容易导致中毒。

代表菜肴：凉拌金针菇

准备食材：金针菇、蒜、葱、糖、醋、精盐、蚝油、生抽。

具体做法：

（一）将食材清洗干净，金针菇去根，将连在一起的金针菇撕开；葱切丝，蒜切末。

（二）将金针菇放入煮沸的水中煮 6 分钟，随后捞出，浸泡在清水中，接着再捞出控水放入盘中。

（三）将所有的调料、调味料混合在碗中，搅拌均匀后浇在金针菇上即可。

六、茶树菇

茶树菇是一种高蛋白、低脂肪、低糖分的食用菌，能补肾滋阴、健脾胃，最适合的烹饪方式是炒。

代表菜肴：茶树菇炒豆角

准备食材：茶树菇、长豆角、精盐、生抽、糖、蚝油。

具体做法：

（一）将食材清洗干净，豆角放入沸水中煮熟，茶树菇撕成条。

（二）在锅中倒入适量的油，将豆角和茶树菇一同倒入其中进行炒制。

（三）当菜炒熟后，添加调味料即可食用。

七、杏鲍菇

杏鲍菇菌肉肥厚，质地脆嫩，被称为"干菇王"。

代表菜肴：三色杏鲍菇

准备食材：杏鲍菇、荷兰豆、火腿肠、葱、姜、蒜、精盐、糖、胡椒粉、香油、鸡精、水淀粉。

具体做法：

（一）将食材清洗干净，蔬菜和火腿肠全部切片，并放入沸水中煮一下，随后捞出备用。

（二）在锅中倒入适量的油，将葱、姜放入其中，再将所有食材放入其中翻炒几下。

（三）在锅中倒入一定量的清水，调入精盐、鸡精、糖、胡椒粉。

（四）当菜炒熟后，勾芡，撒些香油即可食用。

几种山药的营养做法

山药在市场上是比较常见的一种食物，尽管它的外表非常粗糙，但是其白嫩的"内在"却迷住了很多人。经常食用山药，能够起到滋补肾脏、健脾生精、呵护胃部健康等作用，是糖尿病患者和动脉硬化患者的不错选

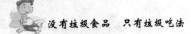

择。但是需要注意一点，山药中含有大量的淀粉，对于排便不畅的人来说，少吃为宜。另外，山药对人体可以起到滋补的作用，热性体质的人应少食。

山药的吃法有很多种，可以做成主食，也可以做成甜点，还可以做成汤。但是从营养方面来考虑，蒸山药和木耳炒山药是最好的。蒸山药不仅能够将其中大部分的营养物质保留下来，还能够保留山药特有的滋味。而且烹饪起来也非常简单：将山药去皮洗净后，切块放入蒸锅中蒸就可以了，在食用的时候可以添加一些调味料。咬上一口，其绵糯的口感就会使人深醉其中。而木耳炒山药不仅能够滋补肾脏，还能够润肺去燥、滋补血液，可以说是各个年龄段都比较适合食用的菜肴。

除了蒸山药、木耳炒山药外，山药还可以怎么做呢？

一、烩山药丸子

准备适量的山药、猪肉、蒜薹、香菇、红椒、蛋液、葱、姜、料酒、精盐、味精、白糖、胡椒粉、酱油、水淀粉、汤。

具体做法：

（一）将食材清洗干净，猪肉切末，蒜薹切成段，香菇和红椒切成小块。

（二）将山药去皮，放入沸水中煮一会儿，取出，压成山药泥；再在其中添加猪肉、蛋液，入少许料酒、精盐和胡椒粉，并搅拌均匀。

（三）在锅中倒入一定量的食用油，油温上来后，将搅拌好的肉馅挤成丸子状放入油锅，当丸子变脆后取出控油。

（四）炸好丸子后，将过量的油倒出，锅中留一些食用油和丸子；将葱、姜放入其中，然后放入少许精盐、料酒、酱油、白糖、味精、胡椒粉和汤。

（五）当丸子完全熟透后，在锅中放入香菇块、红椒块和蒜薹段。最后勾芡即可出锅。

二、山药炖牛腩

准备适量的山药、牛腩、葱、姜、八角、精盐、白糖、味精、鸡精、料酒、剁辣椒。

具体做法：

（一）将食材清洗干净，山药去皮，切成块状，牛腩剁成块状，放入沸水中，去除血水。

（二）在锅中倒入一定量的食用油，放入八角，当八角的香味飘出后，再放入葱、姜，随后倒入少许料酒，放入牛腩，在其中倒入一定量的清水炒一会儿，然后倒入高压锅中。

（三）20分钟以后，在锅中倒入食用油，将高压锅中的牛腩倒入其中；再放入山药、白糖、剁辣椒、精盐、味精、鸡精，当牛腩和山药都熟烂后即可出锅。

三、兰花酿山药

准备适量的山药、鸡胸脯、火腿、黄瓜、葱、姜汁、精盐、味精、鸡精、鸡蛋清、干淀粉、水淀粉。

具体做法：

（一）将食材清洗干净，山药去皮，切成片状，黄瓜留皮去瓤切成丝，火腿切成末。

（二）将鸡胸脯肉切成小块，随后放入搅拌机中，搅成泥状，再在其中加入鸡蛋清和提前准备好的葱、姜汁。

（三）将干淀粉涂抹在山药上，随后再将鸡肉泥涂抹在上面，最后用黄瓜皮和火腿来加以装饰，放入蒸锅中。

（四）一刻钟后，取出蒸锅中的山药。在锅中倒入少许清水，在其中调入精盐、味精、鸡精，最后勾芡，均匀地洒在山药上即可。

四、山药枸杞粥

准备适量的山药、大米、枸杞。

具体做法：

（一）将食材清洗干净，山药去皮，切成块状。

（二）在锅中倒入一定量的清水，将山药、大米、枸杞一同放入其中熬煮。

（三）当大米煮沸后，将火调小继续熬煮半小时即可。

柚子的另类健康做法

在秋冬时节，各种时令果蔬都已上市，其中最引人注目的水果就是柚

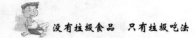

子。柚子的个头非常大，果肉饱满，口感清爽，滋味酸甜，非常美味。柚子外皮为浅黄色，果肉有白有红，一瓣挨着一瓣整齐地排列着，就像大蒜一样。其口感甜中有酸，酸中有甜，清爽可口。不仅如此，柚子的营养物质还非常丰富，其中含有大量的蛋白质、有机酸、钙、磷、钠等营养物质，长期食用，能够维持心脑血管的健康。还能够起到消脂瘦身的效果，所以柚子这种水果对于患有高血压、血管硬化、肥胖症等的患者来说非常不错选择。但柚子性寒，虽然可以下气化痰、润肺止渴、养胃健脾，却不宜多食用，否则会引起身体不适。

我们一般食用柚子的方法都是直接生食，那么，还有其他更健康、营养的食用方法吗？当然有，下面就给大家介绍几款柚子美食：

一、柚子沙拉

准备适量的柚子、黄瓜、芹菜、蟹棒、精盐、醋、糖、黑胡椒粉。

具体做法：

（一）将食材清洗干净，剥去柚子皮，将果肉切成小块，置于碗中，待柚子汁慢慢渗出。

（二）黄瓜切成片，蟹棒切成小段，芹菜斜着切成片。

（二）将所有食材放入盘中，放入调味料，搅拌均匀，再浇上柚子汁即可食用。

二、茯苓柚子饮

准备适量的柚子、甘草、茯苓、白术、冰糖。

具体做法：

（一）将食材清洗干净，柚子去皮，将果肉切成小块。

（二）在锅中倒入一定量的清水，将所有食材放入其中，用文火慢熬。

（三）一段时间后，滤去废渣，调入冰糖即可饮用。

三、柚子炖鸡

准备一只童子鸡，以及适量的柚子、葱、姜、精盐、料酒。

具体做法：

（一）将食材清洗干净，柚子去皮，果肉切成小块；鸡处理干净；葱切成小段，姜切成片。

（二）将果肉置于鸡腹中，然后将鸡放进容器中，在其中倒入一定量的清水，随后放入调味料，再将这个容器放入装有一定量清水的锅中进行煮炖。

（三）当鸡肉熟烂后，即可出锅食用。

因为柚子性寒，将其进行加热，更利于人体健康，尤其对于胃寒、老年人和小孩子来说，后两款柚子美食更适合食用。但是在烹饪前，我们必须确定所选购的柚子的品质，以免买到味苦的柚子。

在购买的时候，可以拿起一个柚子闻一闻，没有熟透的柚子，不会散发出很浓烈的香气；其次，可以压一压柚子的外皮，如果在挤压时，柚子皮陷下去了没有反弹回来，那么就不要购买了，因为它的质量不好。最好的柚子外表有光泽，表皮薄，颜色是淡黄色的，或者略微发青。在买回柚子后，不要急于食用，放置一段时间后，柚子的口感会更加香甜。

需要特别注意的是，患有疾病的人要注意避开在吃药的时候吃柚子，否则，药物在柚子的作用下，会很快渗进血液中，对人体产生作用。这样就在某种程度上加强了药物对人体的作用，可能会导致人体中毒，甚至影响到肾脏功能。

健康又美味的甲鱼烹调法

现在人们的生活条件变好了，会不时来一份甲鱼汤尝尝鲜。但是一般人也只会做甲鱼汤，对于甲鱼的其他吃法并没有研究。其实，甲鱼的食用方法有很多，有些不仅味道鲜美，营养价值也非常高。

甲鱼中所含有的营养物质多种多样，有蛋白质、角白质、脂肪、钙质、维生素等，是滋补人体的佳品。从中医的角度来看，甲鱼能够降低胆固醇、净化血液；甲鱼卵能够治疗腹泻；甲鱼胆对高血压有一定的疗效；连甲鱼壳也有药效作用，能够润喉去燥、滋阴潜阳。这样看来，甲鱼全身都是宝贝。但需注意不能吃太多，以免影响到脾脏的功能。

下面介绍几种健康有营养的甲鱼烹调方法：

一、红烧甲鱼

准备一只甲鱼，以及适量的香菇、冬笋、火腿、葱、姜、蒜、料酒、酱油、香油、味精、汤。

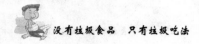

具体做法：

（一）将食材清洗干净，然后将处理干净的甲鱼放入沸水中过一下，随后去皮，切成块；蘑菇切成两部分；冬笋、火腿切成片。

（二）将葱、姜、料酒撒在甲鱼身上。

（三）在锅中放入适量的食用油，将葱、姜、蒜放入其中，随后倒入一定量的汤，将甲鱼放入其中，再调入料酒、酱油。

（四）汤水沸腾后，捞出浮沫，用文火炖煮，将香菇、冬笋放入其中，当甲鱼即将烧熟时，将火腿添加在里面，继续烧。

（五）当甲鱼肉熟烂后，大火收汁，放入味精、香油即可出锅。

二、冰糖甲鱼

准备一只甲鱼，以及适量的葱、姜、冰糖、精盐、红酱油、绍酒、猪油、花生油。

具体方法：

（一）将食材清洗干净，甲鱼处理干净，先浸泡在热水中，随后再浸泡在清水中；去皮，切成块，放入煮沸的水中，一段时间后，捞出清洗干净。

（二）在锅中滑入猪油，再倒入适量的花生油，当油温上来后，将葱、姜放入其中，再将甲鱼放入其中，调入绍酒，盖上锅盖。

（三）几分钟打开锅盖，在其中倒入一定量的清水，水面沸腾后，调小火继续焖半小时。

（四）甲鱼肉即将焖熟时，在其中放入精盐、红酱油、冰糖、熟猪油，盖上锅盖继续焖。

（五）20分钟后，用大火收汁，汤汁黏稠后，洒些热猪油即可。

三、香糟甲鱼

准备一只甲鱼，以及适量的香糟卤、葱、姜、精盐、味精、白酒、花椒。

具体做法：

（一）将食材清洗干净，甲鱼处理干净，放入蒸锅中蒸熟，取出静置在一旁冷却。

（二）在锅中倒入一定量的清水，当水面沸腾后，在其中添加调味料。

将甲鱼放入其中，再添加一些香糟卤，盖上锅盖浸泡。

（三）半天后，调料的滋味已经充分渗入甲鱼中，这时可以打开锅盖进行食用了。

四、泡椒蒸甲鱼

准备一只甲鱼，以及适量的精盐、泡椒、香油、白糖。

具体做法：

（一）清洗并处理干净甲鱼，放入沸水中过一下，切成小块放入盘中，随后在其中添加一些调味料。

（二）一段时间后，将甲鱼放入蒸锅中进行蒸制。

（三）一刻钟后，甲鱼肉已经熟烂，这时就可以食用了。

五、椒盐甲鱼

准备一只甲鱼，以及适量的葱、姜、精盐、味精、香油、料酒、花椒粉、椒盐粉、干淀粉。

具体做法：

（一）清洗干净甲鱼，并将其处理干净，随后切成块，放入盘中，在其中撒些葱、姜、精盐、干淀粉，并调入料酒。

（二）在容器中放入适量的食用油，当油温热时，放入甲鱼，肉熟后取出，当油温上来后，再放入甲鱼，炸脆后捞出。

（三）锅中留适量食用油，在其中放入花椒粉、椒盐粉、味精，再放入甲鱼略炒一下，洒些香油即可出锅食用。

六、酸菜炒甲鱼

准备一只甲鱼，以及适量的冬笋、潮州酸菜、葱、姜、鸡蛋清、精盐、味精、胡椒粉、黄油、生粉、麻油、鱼露、清汤、水淀粉。

具体做法：

（一）将食材清洗干净，甲鱼处理干净，切成小块，浸泡在清水中，随后捞出控水，放入盘中，在其中调入精盐、鸡蛋清和生粉。

（二）将酸菜浸泡在清水中，随后捞出切成小段；冬笋放入沸水中煮熟，随后捞出切成片。

（三）在锅中倒入适量的食用油，油温上来后，将甲鱼放入其中，甲鱼肉熟后捞出。

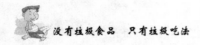

（四）锅中留有适量的油，将酸菜、冬笋和调料放入其中，再加入各种调味料，随后将甲鱼放入其中，略炒一下，勾芡撒麻油即可食用。

七、清炖甲鱼

准备一只甲鱼，以及适量的火腿骨、火腿肉、葱、姜、盐、冰糖、熟猪油、绍酒、白胡椒粉、鸡清汤。

具体做法：

（一）将食材清洗干净，甲鱼处理干净，切成块，放入沸水中，随后捞出控水；火腿切成块。

（二）在容器中倒入一定量的鸡清汤和绍酒，将甲鱼放入其中，再放入一些葱、姜、火腿，盖上锅盖焖。

（三）大火将汤水烧开，捞出浮沫，将冰糖放入其中，调小火慢炖。

（四）大约 1 小时后，将姜和火腿骨、捞出，撒些精盐。火腿切片，重放锅中，撒些熟猪油、白胡椒粉就可以出锅了。

红枣食品的健康做法

大部分人都知道食用红枣对身体非常有益，但是很多人并不知道怎样吃枣最营养、最健康。往往没有计划，一次性食用了过量的红枣，这样不仅会使身材变得臃肿，还会使肚子胀痛。对于本身就很肥胖的人士来说，最好不要过于频繁地食用红枣，7 天吃两次左右就可以了。

很多人都了解红枣的一项功能，就是补充铁质，其实红枣对人体的养生作用不仅于此。经常吃红枣，能够增强人体的免疫力，增加体内的白细胞，减少血清中的胆固醇，呵护肝脏，甚至还能够阻碍癌细胞的生成。

在红枣中含有一种物质，它能够阻碍癌细胞生成，还可能改变癌细胞的性质，将其正常化。长期食用鲜枣，能够减少胆结石的发病几率，因为，其中含有大量的维生素 C，如果体内存积了大量的胆固醇，维生素 C 就会将其转变为胆汁酸，体内几乎就不存在胆固醇了，结石也就很难形成了。

此外，在红枣中含有大量的钙质和铁质，对骨质疏松和贫血都有一定的食疗作用。特别是老年人、孕妇、青少年和婴幼儿，对钙的需求量非常大，多吃红枣对于身体是非常有益的。对于身体比较虚弱的人士来说，也可以每天食用一些红枣来滋补身体。

但是要特别注意一点，多吃红枣容易胀气，使身体出现不适的感觉，所以，在食用的时候要适可而止，对于体内湿热的人来说，最好不要食用红枣。此外，枣皮在体内很难被排出，所以，如果是选择生食红枣，那么，最好不要吃枣皮。

从以上内容我们了解到了红枣的养生作用，但是应该怎样烹饪红枣，才能让它的营养更加丰富，从而对人体起到更好的食疗效果呢？请看下面关于红枣的营养美食：

一、红枣茶

准备适量的红枣、茶叶、红糖。

具体做法：

（一）在锅中放入一定量的清水，然后将洗净的红枣和茶叶同时放入其中进行熬煮。

（二）当红枣熟烂后，将茶叶滤出，余下红枣茶汁进行饮用。

二、红枣当归粥

准备适量的当归、红枣、白糖、粳米。

具体做法：

（一）将粳米和大枣用清水清洗干净，当归浸泡在温水中。

（二）从温水中取出当归，放入锅中，然后在锅中倒入一定量的清水，点火熬煮。当汁水变浓后，滤出当归，留下汁水，将清洗干净的粳米和红枣一同放入汁水中熬煮。

（三）当米熟枣烂后，在其中添加一些白糖，即可。

三、红枣养神汤

准备适量的红枣、薏仁米、白果、桂圆肉、鹌鹑蛋。

具体做法：

（一）将所有食材清洗干净，并同时放入锅中，在其中添加一定量的清水，熬40分钟左右。

（二）将事先煮好的鹌鹑蛋剥去外壳，并添加到锅中。

（三）煮30分钟左右，在其中添加一些糖，即可。

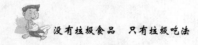

四、红枣木耳汤

准备适量的红枣、黑木耳、冰糖。

具体做法：

（一）将红枣、黑木耳清洗干净，随后分别浸泡在两个盆中，两个小时左右，取出红枣，除去枣核。

（二）将两种食材放入大碗中，在碗中添加一定量的清水，随后添加冰糖，放在蒸锅中，一个小时左右即可取出食用。

五、姜枣茶

准备适量的姜、红枣、精盐、甘草、丁香、沉香。

具体做法：

（一）将所有食材清洗干净，然后放入容器中，碾成粉末，搅拌均匀。

（二）在饮服前，取出适量的混合粉末，直接用开水冲饮，或者放入沸水中煎煮一会儿再饮用。每天可以饮用多次。

六、红枣菊花粥

准备适量的红枣、粳米、菊花、红糖。

具体做法：

（一）将所有食材清洗干净，随后放入容器中，并在其中倒入一定量的清水进行熬煮。

（二）当米粥粘稠、红枣熟烂后，在其中加入少许红糖即可食用。